国家癌症中心肿瘤专家答疑丛书

应对鼻咽癌
专家谈
（第2版）

主　编　易俊林

中国协和医科大学出版社

北　京

图书在版编目（CIP）数据

应对鼻咽癌专家谈 / 易俊林主编. -- 2版. -- 北京：中国协和医科大学出版社, 2024.6

（国家癌症中心肿瘤专家答疑丛书）

ISBN 978-7-5679-2420-8

Ⅰ. ①应… Ⅱ. ①易… Ⅲ. ①鼻咽癌－诊疗 Ⅳ. ①R739.63

中国国家版本馆CIP数据核字（2024）第101463号

责任编辑　李元君　白　兰
封面设计　邱晓俐
责任校对　张　麓
责任印制　黄艳霞

出版发行　**中国协和医科大学出版社**
　　　　　（北京市东城区东单三条9号　邮编100730　电话010-65260431）
网　　址　www.pumcp.com
印　　刷　北京天恒嘉业印刷有限公司
开　　本　710mm×1000mm　　1/16
印　　张　16.25
字　　数　192千字
版　　次　2024年6月第2版
印　　次　2024年6月第1次印刷
定　　价　69.00元

主　编　易俊林

副主编　张　烨　王静波

编　者　（按姓氏笔画排序）

马玉超	王　力	王　铸	王　燕	王子平
王珊珊	王海燕	王静波	王慜杰	车轶群
丛明华	叶霈智	田爱平	乔友林	刘　炬
刘　敏	刘　鹏	刘跃平	吕　宁	孙　莉
曲　媛	朱　宇	毕新刚	许潇天	闫　东
齐　军	吴　宁	吴秀红	吴宗勇	吴润叶
吴晓明	张　烨	张世平	张海增	张燕文
李　宁	李　槐	李树婷	李峻岭	李彩云
李喜莹	杨宏丽	陈　波	陈雪松	周冬燕
易俊林	郑　闪	郑　容	项永波	姚利琴
姚雪松	宣立学	赵方辉	赵东兵	赵京文
赵国华	赵维齐	徐　艺	徐　波	徐志坚
耿敬芝	袁正光	高　佳	高　黎	黄初林
黄晓东	彭　涛	董莹莹	董雅倩	蒋顺玲
韩彬彬	魏葆珺			

癌症是严重威胁人类健康的疾病。预防癌症、战胜癌症是医疗卫生机构和专家学者的使命与责任，也是广大人民群众特别是癌症患者和家属的希望与期盼。

2013年，为了科普宣传癌症防治知识，提高社会公众癌症防治意识，更主要的是帮助癌症患者和家属答疑解惑，我们编写了"国家癌症中心肿瘤专家答疑丛书"（以下简称"丛书"）。希望这套书能在预防、治疗、护理和康复上给予患者专业性的指导，以此帮助患者及其家属以科学的态度勇敢地面对疾病，与医务工作者共同努力战胜疾病。

丛书出版之后，受到了广大读者的欢迎。10多年来，癌症防治工作已经取得了长足进步，尤其是在一些肿瘤的临床治疗手段以及肿瘤照护方法等方面都有了新的进展，我们也不断收到读者、患者和家属的积极反馈，希望能不断更新癌症防治知识。

为此，丛书编委会决定对丛书进行修订。对丛书中涉及的诊断、治疗、营养、用药、康复知识进行了全面的更新迭代，力争站在科学最前沿，保证肿瘤防治知识的专业性、科学性和权威性。同时在文字表述上继续采用更加通俗易懂的语言，让大众更容易读懂和接受。

癌症防治任重道远。希望丛书能够帮助患者和家属更好地应对癌症，熟悉治疗和康复的每一个环节，全方位地为患者提供一份有益的指南和支持，增加患者战胜疾病的信心，从而能够更从容地重建生活、融入社会。

我们相信，随着医学科技不断进步，治疗手段不断创新，在不久的将来，癌症防治水平将得到更大的提升，健康中国的宏伟蓝图一定能够实现。

丛书编委会

2024 年 3 月

从全球发达国家癌症的发病规律中，我们看到癌症的发病率在一定阶段随经济的快速发展而呈增长趋势。在社会、人们给予普遍重视并采取相应措施之后，发病状况将逐渐趋缓。人类在攻克癌症的科学探索中取得的每一点进步，都将对降低癌症的发病率、提高癌症的治愈率起到不可低估的作用。我国目前正处在癌症的高发阶段，我们常常听到、看到以及周围的同事、亲友都有癌症发生，癌症离我们越来越近，癌症就在我们身边。癌症究竟是怎么回事，怎样才能减少患癌症的风险，得了癌症怎么办……这些都是癌症患者、家属乃至大众问得最多的问题。为了帮助大家解除疑惑，了解更多相关知识，在癌症的治疗、康复和预防上给予专业性的指导，我们编写了这套丛书，希望能够协助患者、家属正确面对癌症，以科学的态度勇敢地与医务工作者共同战胜疾病。

"国家癌症中心肿瘤专家答疑丛书"（以下简称"丛书"）包括肺癌、胃癌、结直肠癌、肝癌、食管癌、膀胱癌、胰腺癌、淋巴瘤、肾癌、乳腺癌、宫颈癌、卵巢癌、鼻咽癌、下咽癌、喉癌、甲状腺癌、脑瘤、骨与软组织肿瘤等18种常见癌症，分为18个分册，方便读者选读。丛书以癌症的诊断、治疗、预防和康复为主线，介绍了癌症的临床表现、诊断、治疗方法、复查、预防与查体、心理调节以及认识癌症、病因的探究、如何就诊等相关内容。书后附有治疗癌症的案例供读者参考。书中内容均为当前在癌症预防、诊断、治疗、科研中的最新成果。例如，对一些癌症目前正在探索中的方法进行了客观的介绍；对于癌症的发生原因，也尽量将复杂的专业问题以简洁的语言呈现给读者。书中的观点、方法均以科学研究与临床实践为依据，严谨准确，坚决杜绝用伪科学引导、误导读者，帮助患者适时地选择治疗方法正确就医、康复。丛书中应读者需要还纳入了有关营养饮食、心理调节内容，在癌症的治疗康复中扩大了医疗之外的视野，提示患者和家属应更加关注合理的饮食和心理调节的重要性。为了更加贴近患者和家属，丛书采取了问答形式，读者找到问题便可以得到答案，方便读者使用。书后的"名家谈肿瘤"，是本书的另一特色，这些权威实用的科普内容，是专家们多年科学研究的成果和临床诊疗经验的总结，是奉献给读者的科普精粹。

丛书各册的主编都是长期工作在临床一线的医生，参加丛书撰写的作者都是活跃在本专业领域的中青年专家、业务骨干。部分资深专家也加入到编者行列，为了帮助癌症患者，普及科学知识，大家聚集在一起，在繁忙的临床科研教学工作中挤出时间撰写书稿。有的分册在编写前还向患者征集问题或将初稿送患者阅读修改。每本分册都是专家与读者的真诚对话，真心交流，字里行间流露出专家对读者的一片热忱、一份爱心。丛书的编写覆盖了肿瘤内科、外科、麻醉、诊断、放疗、病理、检验、药理、营养、护理、肿瘤病因、免疫、流行病学等肿瘤临床、肿瘤基础领域的专业知识，参编专家100余人。有些专家特为本书撰写的稿件已经可以自成一册，因为篇幅所限，只摘取了其中少部分内容。大家都有一个共同的心愿：为读者提供最好的读物。我们邀请肿瘤知名专家陆士新、孙燕、程书钧、黄国俊、屠规益、殷蔚伯、储大同、唐平章、赵平为丛书撰稿，他们都欣然同意，在百忙中很快将稿件完成。丛书是参与编辑人员集体的奉献。在书稿的编写出版过程中还有很多令人感动的故事，点点滴滴都体现了专家们从事医学科学的职业追求和职业品格，令人敬佩，值得学习。在此，对参加丛书撰写的专家、学者及所有人员表示衷心的感谢！还要特别感谢原中国科普研究所所长袁正光教授，从另一角度补上了癌症患者应如何对待死亡一页，为我们能够正视死亡、坦然面对死亡揭开了一层面纱。策划编辑张平同志，在18本丛书的组稿、修改、协调、联络全过程中发挥了中心作用，做出了重要贡献，在此对她表示感谢！

丛书作为科普读物还存在着许多不足，由于专家们希望为读者提供更多的专业知识，书中的内容、用语仍然偏专业些，为此在每册书的最后都列出了一些专业名词解释，有助于读者进一步学习相关专业知识，提高科学认知。

最后，希望丛书能够给予读者更多的帮助。患者在这里可以找到攻克癌症的同盟军，我们将共同努力，为战胜疾病、恢复健康而奋斗。作为科普读物，本书还有诸多不足，请广大读者给予指正。

丛书编委会

2013 年 10 月

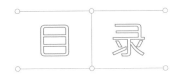

目录

一、临床表现篇

二、诊断篇

三、治疗篇

（一）放射治疗　050

（二）化学治疗 107

（九）中医治疗 160

（十）营养   163

（十一）正在探讨的其他治疗   168

四、复查与预后篇

五、心理调节篇

六、预防篇

七、鼻咽癌知识篇

八、肿瘤病因探究篇

九、名家谈肿瘤

一、临床表现篇

1. 鼻咽癌患者有哪些身体异常表现？

鼻咽部长了肿瘤会导致身体出现一系列不舒服和异常改变，医学上称之为临床表现。临床表现包括症状和体征，所谓症状就是患者主观感受到的身体不适或异常表现，如头痛、乏力、吞咽困难等；而体征则是由医生通过视、听、叩、触等方式发现的客观异常表现。鼻咽癌患者常见的不舒服和异常改变主要包括：鼻塞、鼻涕中带血丝或者回吸性涕血（用鼻子往里使劲吸气，吐出来的痰里面带有血迹、血丝甚至较多鲜血）；耳朵听到高调鸣叫声，耳朵发闷或听力下降；不明原因头痛；面部有麻木感或者像有小虫子在面部爬行的感觉；看东西出现重影；嘴巴张不开等。这一系列异常表现简称为七大症状，即鼻塞、血涕、耳鸣、听力下降、头痛、面部皮肤感觉麻木、视物重影、张口费劲，这些是临床上的感觉，有时候患者会有意或无意地摸到颈部包块。

2. 鼻咽癌患者通常因什么症状到医院就诊？

鼻咽癌患者常常是因为发现颈部有包块到医院就诊，这样的患者占鼻咽癌患者的40%左右。其次是因为鼻塞，也有时因伴有带血鼻涕而到医院就诊。其他原因也包括耳鸣、耳闷、头痛、视物重影等。还有一些患者是因为乘坐飞机后耳朵里一直感觉声音沉闷而到医院就诊。

3. 发现颈部包块时应考虑哪些问题？

颈部包块是鼻咽癌患者的常见表现之一，也是其他头颈部肿瘤，其中包括一部分良性疾病的常见体征。一般非肿瘤专业的医生以及患者本人都没有往肿瘤方面考虑，尤其对于年轻患者，常常就耽误了病情。因此对于颈部包块要特别重视。

恶性肿瘤所导致的颈部包块大多是颈部淋巴结转移引起的。鼻咽癌患者颈部包块的特点是：

（1）逐渐增大，而不是一两天内突然出现。

（2）一开始摸起来不痛，增大后也可能不痛，也可能伴有疼痛。

（3）通常长在耳朵下缘向下 1～2 厘米的下巴骨后下方，沿着脖子两侧生长，可以是一个，也可以是多个。

（4）当包块较小时，可以推动，而慢慢长大后，就无法推动了。如果发现颈部包块，尤其是有上述特征之一的患者，要及时到医院就诊。

很多良性疾病也可以导致颈部淋巴结肿大而出现包块，颈部淋巴结肿大最常见的良性改变为淋巴结反应性增生，如病毒感染、头皮破损、口腔溃烂或者扁桃体炎、蛀牙、颈部淋巴结结核等情况，颈部也会出现包块。经过抗感染治疗或抗结核治疗无效且同时出现鼻塞、往里吸鼻涕再吐出来的痰里面带血（回吸性涕血）及耳闷和/或听力下降时一定要进行鼻咽部的检查，最简单经济的方法是间接鼻咽镜检查，设有五官科的医院都能够进行此项检查。

4. 如何对颈部进行自我检查？

自己对颈部进行检查，通常可以从一侧耳朵根下方开始，往下经过下巴，沿着颈部的侧面向下，一直摸到颈部下方碰到骨头（即锁骨）。自检时需注意以下事项：

（1）找到一个稳定的座位采取坐姿进行，例如沙发，主要是防止因手法不当造成头晕进而导致摔倒情况的发生。

（2）检查一侧后再检查另一侧，不要双侧同时检查。通常医生因为手法得当可以两侧一起检查，但非专业人士还是建议摸完一侧后再摸另一侧，因颈部有压力感受器以及迷走神经，两侧同时受压或手法不当时易出现头晕。

（3）摸的时候不要用力太大。当发现颈部长包块的时候，应该咨询医生，并且留意包块的变化情况，尤其是通过一般的抗感染治疗后没有变化或者进一步增大的包块，应提高警惕，请肿瘤科医生诊断。

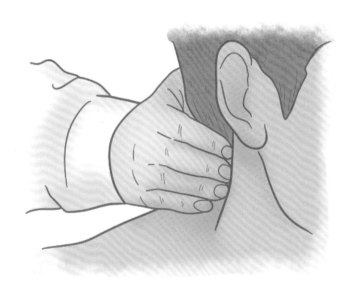

5. 鼻咽癌患者有颈部淋巴结转移是不是就是晚期了？

鼻咽癌出现颈部淋巴结转移很常见，它是鼻咽癌患者就诊最常见的原因，40%～50%的患者会因此到医院就诊。确诊鼻咽癌的患者中有80%左右在进行CT/MRI等检查后，都会发现淋巴结转移的情况。所以，出现颈部淋巴结肿大不一定就是晚期了，只有转移淋巴结比较大（大于6厘米）或者位置非常低（在下颈部/锁骨上区），或者个数多且大者，才是局部比较晚期的患者，预后[1]相对较差。但即使出现了颈部淋巴结转移或分期较晚患者，在接受以放射治疗为主的综合治疗后，5年生存率仍可以达到70%～80%。因此，发现了颈部包块的鼻咽癌患者不要丧失治疗的信心，只要接受正确和规范的治疗，大多数鼻咽癌患者都可以治愈。

6. 什么是涕中带血？常见原因有哪些？

涕中带血是指擤出的鼻涕中带有血丝或血块。鼻涕性状可以是清涕，也可以是脓涕。血丝或血块可能是鲜红色，也可能是暗红色。很多鼻咽癌患者是因涕中带血到医院就诊的，但实际生活中涕中带血最常见的原因是鼻腔发炎或者鼻窦发炎，其次是凝血功能[2]异常。

---

1 预后：指预测疾病的可能病程和结局，只是医生们依据某种疾病的一般规律推断的一种可能性，这种可能性通常是指患者群体而不是个人。

2 凝血功能：人的血液有自动凝固的功能，如正常情况下人受到外伤导致出血时，血液会自动凝固而止血。而某些血液病患者，血液中的促进血液凝固的因子发生异常，可出现出血不能自止的情况。

7. 什么是回吸性涕血？常见原因有哪些？

回吸性涕血是指用力抽吸鼻子后，鼻涕从嘴里吐出，而吐出的鼻涕中带有血丝或血块。与涕中带血相似，吐出的鼻涕性状可以是清涕，也可以是脓涕。血丝或血块可能是鲜红色的，也可能是暗红色的。而与涕中带血不同，在实际生活中回吸性涕血虽然可以发生于鼻腔发炎或鼻窦炎的患者，但更常见于鼻咽癌患者。尤其是清晨起床时出现回吸性涕血，需警惕鼻咽癌的可能。

8. 鼻咽癌所致的血涕有什么特点？

鼻咽癌所致的血涕有以下5个特点。

（1）回吸性涕血较涕中带血更为多见，也可能二者均发生，但通常回吸性涕血较涕中带血发生得更早。

（2）通常回吸性涕血发生在清晨起床的时候。

（3）通常早期是清涕中见血涕，合并感染时可有脓涕中见血涕。

（4）早期通常仅鼻涕中见血丝，之后血量增多，偶尔呈暗红色。

（5）血涕并不一定每天都出现，早期可能几周一次，或者是几个月一次，之后发生频率逐渐增加。

9. 鼻咽癌所致的血涕是什么原因？

鼻咽位于鼻腔的后方，位于鼻咽部的肿瘤可能由于表面丰富的小血管发生破裂、肿瘤表面糜烂或出现溃疡而出血。这样当抽吸鼻涕或者擤鼻涕时，出血的血丝或者小血块混在鼻涕中而被吐出或者擤出。当肿瘤侵犯了后鼻孔甚至鼻腔时更容易出现涕中带血。

10. 鼻塞的原因有哪些?

大多数鼻塞是良性疾病或者感染所引起的，包括鼻炎、鼻窦炎、鼻中隔偏曲、鼻息肉、感冒等，但少部分鼻塞是肿瘤引起的，包括原发于鼻腔、筛窦的各种良性及恶性肿瘤、鼻咽癌侵犯后鼻孔或鼻腔等。

11. 鼻咽癌所致的鼻塞有什么特点?

鼻咽癌患者的鼻塞是鼻咽顶壁、侧壁的肿瘤逐渐增大堵塞或侵入后鼻孔和鼻腔所引起，因此具有以下特点。

（1）常无明显诱因起病，但也可因感冒出现鼻塞，感冒痊愈后鼻塞不见好转而持续进展。

（2）渐进性发展，一开始轻度鼻塞，且常为固定的单侧鼻塞，后逐渐加重，部分可发展为双侧鼻塞。

（3）涕血可发生在鼻塞前，或鼻塞时，且常伴有回吸性涕血或涕中带血。

（4）体位改变不会出现交替性鼻塞，即一侧鼻塞不会因体位改变而转变为对侧鼻塞。

12. 鼻咽癌患者为什么会出现耳鸣和听力下降呢？

耳朵的结构主要由外部结构（包括耳朵和外耳道，通常叫外耳）、内部结构（包括中耳和内耳）以及神经传导结构三部分构成，外部结构和内部结构由鼓膜分开。声音信号经外耳道，传至鼓膜并使其发生振动，再由中耳内的结构实现信号放大，传至内耳并转换成神经信号，再经内耳神经传入大脑，最终产生听觉，这就是听觉的传导通路。在这个通路中，有一个连通中耳和鼻咽腔的调节结构，即咽鼓管。鼻咽通过鼻腔与外界相通，当咽鼓管通畅时，能够维持外耳和中耳的压力一致，只有在两侧压力一致时，声音才能最清楚地被听到。而当两侧压力不一致时，会出现听力下降、耳闷或耳鸣。比如乘坐飞机时，由于机舱内的压力和鼻咽的压力不一致，乘客常常会出现听力变差或者耳内出现高调鸣叫声的情况，这时如果咳嗽一下，或者做吞咽动作，听力下降的情况就会得到缓解。而在鼻咽癌患者中，多数情

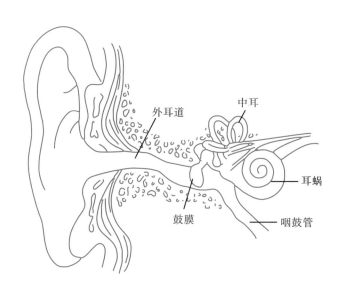

外耳道　　　中耳

耳蜗

鼓膜　　　咽鼓管

况下咽鼓管在鼻咽腔的开口会被肿瘤不同程度地堵塞，甚至出现咽鼓管积液或者完全堵塞的情况，导致咽鼓管不通畅，中耳和外耳的压力不一致，就会出现听力下降和耳鸣的情况。

13. 什么情况下的耳鸣、耳闷不可忽视？

很多疾病都可以引起耳鸣、耳闷，如中耳炎、腺样体（咽扁桃体）增生、急慢性鼻炎、外耳道异物、颈椎病等。具有以下特点的耳鸣、耳闷要予以重视，警惕鼻咽癌的可能。

（1）以耳闷为主的耳鸣。咽鼓管的病变是以耳闷为主的，如果只出现耳鸣而无耳闷，则鼻咽癌的可能性较小。

（2）起病为单侧的耳鸣、耳闷，而非双侧，后随病变进展可能出现双侧耳鸣、耳闷。

（3）无明显诱因的反复中耳积液，即针对出现的中耳积液进行积液抽吸治疗后，症状暂时得到缓解，但短期内再次出现。

（4）耳鸣、耳闷且伴有鼓膜穿孔和/或耳道溢液。

14. 面部出现麻木感或者像有小虫子爬行是怎么回事？

面部感觉是由三叉神经分支支配的，三叉神经分为三支，分别支配额部（眼睛平面以上）、面部（眼睛与口角平面之间）及下颌部（口角平面以下）皮肤的感觉。凡是引起三叉神经受损的疾病均会引起上述部位出现麻木感，通常统称为面部麻木。引起面部麻木的可能原因包括：

（1）脑血管疾病，包括出血性脑血管疾病、缺血性脑血管疾病及其他脑血管疾病。

（2）各种引起三叉神经炎的疾病，包括病毒感染、重金属中毒、药物性神经损伤、糖尿病所致外周神经炎、系统性红斑狼疮和硬皮病等所致神经变性、多发性神经病等引起的脱髓鞘病变等。

（3）各种累及海绵窦、眶下裂、茎突前间隙等的肿瘤，包括鼻咽癌、上颌窦癌等。鼻咽癌患者出现面部麻木感或者像有小虫子爬行是三叉神经受损的典型症状。

医生可以根据出现感觉异常的部位来初步判断出现损伤的神经分支和相对应的解剖部位。

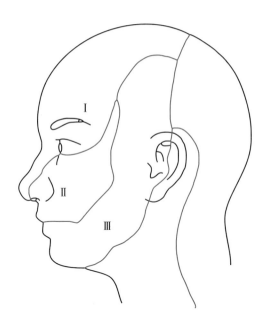

15. 鼻咽癌患者牙龈出现麻木感是怎么回事？

患者牙龈出现麻木感是三叉神经受累或受损所表现出来的症状，

对于鼻咽癌患者来说，通常是病变侵及颅底或者咽旁所致。

16. 鼻咽癌患者看东西出现重影是怎么回事？

医学上将看东西出现重影称为复视，是眼球、控制眼球运动的肌肉以及支配眼球运动肌肉的神经其中之一发生病变所表现出来的症状。鼻咽癌患者出现复视最常见情况是：向一侧视物时出现重影（一件事物看成两个或者有虚影，看不真切）。此时表明肿瘤已经侵犯颅内，对支配眼球运动的神经造成压迫或破坏了，抑或是肿瘤侵犯眼眶、推挤眼球所致。以上症状通常在比较晚期的鼻咽癌患者中出现，其特点如下。

（1）常在复视前出现鼻塞、头痛、脸部麻木、视力下降等症状。

（2）随着病变进一步发展，复视后可出现眼球突出、眼球活动障碍、失明、眼睑下垂、瞳孔缩小以及对光反射[1]消失等症状。

17. 鼻咽癌患者出现声嘶和饮水、进食时呛咳是什么原因？

鼻咽癌患者出现声嘶和进食呛咳是肿瘤侵犯或压迫迷走神经所致，是肿瘤侵到颅底（颈静脉孔）或者咽旁的表现。出现此种情况表明肿瘤局部累及范围比较广，可能会同时伴有舌后部感觉障碍、张口看软腭（小舌头）抬不起来、进食时吞咽困难、颈部活动无力、抬头困难等。

---

1 光反射：眼睛的光反射，通常是指眼睛的瞳孔对光线刺激的一种反应。表现为光线强时，瞳孔缩小；光线暗时，瞳孔放大。

18. 鼻咽癌患者嘴张不开是什么原因？

嘴张不开，或称张口困难，是咀嚼肌、支配咀嚼肌的神经以及下颌关节其中之一发生病变引起的。对鼻咽癌患者来说，通常是肿瘤侵及咀嚼肌中的翼内肌或翼外肌所致，也可由肿瘤累及三叉神经第三支所致，往往是肿瘤比较晚期的表现之一。

19. 鼻咽癌患者嚼东西费力是什么原因？

嚼东西费力是咀嚼肌病变的典型表现，对于鼻咽癌患者来说，通常是病变侵及咀嚼肌中的翼内肌或翼外肌所致，可出现嚼东西费力的表现，是肿瘤比较晚期的表现之一。

20. 鼻咽癌患者舌头伸不出来及舌头伸出来偏向一侧是怎么回事？

鼻咽癌患者舌头伸不出来或舌头伸出来偏向一侧，一般不是因为肿瘤侵犯舌部所引起的，而是肿瘤侵犯颅底舌下神经的一种表现。当支配舌肌的舌下神经受侵或受压时，就会表现为舌肌无法受支配，从而无法伸出。但双侧肌肉由双侧神经支配，因此当一侧无法伸出，而另一侧能伸出时，就表现出伸出的舌头偏向一侧。

21. 鼻咽癌患者说话不清楚是怎么回事？

鼻咽癌侵犯颅底舌下神经导致舌部活动障碍，或者肿瘤侵犯咀嚼肌导致张口困难，均会引起说话不清楚。如果确诊了鼻咽癌，同时出现说话不清楚的症状，说明病变比较晚期了。

22. 鼻咽癌患者出现头痛说明什么问题？

鼻咽癌患者出现头痛是比较晚期的表现之一，说明肿瘤可能出现如下情况。

（1）肿瘤表面发生感染、坏死，进而刺激颅底骨膜所引起。

（2）肿瘤侵及咽旁动脉或神经，常表现为患侧搏动性头痛。

（3）肿瘤侵犯颅底骨质。

（4）肿瘤侵入颅内。

二、诊断篇

23. 什么是癌症?

一般人们所说的"癌症"泛指所有的恶性肿瘤,是由多种因素长期共同作用引发的基因异常疾病。当身体受到环境中的化学、物理以及病毒等致癌物质的影响,加上自身遗传、内分泌、性别、年龄以及不良生活习惯等因素的共同作用时,会发生一系列基因异常改变,继而导致细胞恶性增生。该增生具有侵袭性,表现为身体局部肿块持续生长,正常组织结构受到破坏,并可发生转移的特性。但癌症不具有传染性。

癌症的英文单词为"Cancer",其中文含义之一是巨蟹座。癌细胞的浸润性生长方式的确类似蟹爪,医学上常用螃蟹的形状表示癌症,代表着癌细胞在体内横行霸道,破坏机体的正常组织和器官。

24. 肿瘤是怎样命名的?

一般根据肿瘤的发生部位+组织来源命名。良性肿瘤在其组织来源名称之后加"瘤"字,比如源于脂肪组织的良性肿瘤称为脂肪瘤;源于腺体和导管上皮的良性肿瘤称为腺瘤;含有腺体和纤维两种成分的良性肿瘤则称纤维腺瘤。有时结合肿瘤的形态特点命名,比如源于皮肤鳞状上皮的良性肿瘤,其外观呈乳头状,称为鳞状上皮乳头状瘤或简称乳头状瘤;腺瘤呈乳头状生长并伴有囊腔形成,称为乳头状囊腺瘤;含有一个以上胚层的多种组织的良性肿瘤称为畸胎瘤。

恶性肿瘤绝大部分发生在上皮组织,命名时在其发生部位+组织来源+分化程度后加"癌"字;间叶组织(包括纤维结缔组织、脂肪组织、肌肉组织、脉管系统、骨组织、软骨组织等）发生的恶性肿瘤统称为肉瘤，其命名方式是在组织来源之后加"肉瘤"二字；比如一个肿瘤中既有癌的成分又有肉瘤的成分，则称之为癌肉瘤。但近年有研究表明，真正的癌肉瘤非常罕见，多数为肉瘤样癌。

肿瘤还有一些特殊命名，比如源于幼稚组织的肿瘤称为母细胞瘤，其中大多数为恶性如视网膜母细胞瘤、髓母细胞瘤和肾母细胞瘤等；也有良性者如骨母细胞瘤、软骨母细胞瘤和脂肪母细胞瘤等。有些恶性肿瘤因其成分复杂或由于习惯沿袭，则在肿瘤的名称前加"恶性"二字，比如恶性畸胎瘤、恶性神经鞘瘤和恶性脑膜瘤等。还有些恶性肿瘤冠以人名，比如尤因肉瘤和霍奇金淋巴瘤。至于白血病则是少数采用习惯名称的恶性肿瘤。此外，尽管因习惯对淋巴瘤、黑色素瘤和精原细胞瘤省去了恶性二字，但它们属于恶性肿瘤。

25. 肿瘤细胞的分化程度与恶性程度有什么关系？

分化程度通常是指幼稚细胞逐渐向成熟细胞进展的过程，是生长、发育和成熟的过程。在肿瘤病理学中，分化指肿瘤细胞与同一起源的成熟细胞（相应的正常细胞）的相似程度，其中包括形态、功能、代谢、行为等方面。肿瘤细胞越接近对应的正常细胞，越属于高分化；瘤细胞分化程度较低，但明确保留起源组织的特点则属于中分化，肿瘤细胞的分化程度是肿瘤良恶性鉴别以及恶性肿瘤分级的主要依据。按照肿瘤分化的程度，病理专家通常将其分为不同等级，级别越高表示细胞分化程度越低，而细胞分化程度越低，肿瘤细胞分裂速度越快。肿瘤细胞的分化程度是癌症诊断及其治疗的重要参考依据。一般说来，分化程度高的肿瘤具有的恶性度稍低，分化程度低的肿瘤恶性度高。

26. 简易诊断鼻咽癌的方法是什么？

如果出现单侧或双侧鼻塞、早晨起床后涕中带血、单侧或双侧耳鸣、听力下降、眼睛视物模糊或者重影，以及颈部可触及肿块时，建议患者到医院五官科就诊。通过间接鼻咽镜检查，可对鼻咽是否长肿物进行初步判断。该检查使用一个小镜子放到口腔后方，通过反光来观察鼻咽部情况。该检查无创伤、简便、成本低、不良反应少，大多数患者能够耐受。通过该检查，大部分鼻咽里长肿瘤的情况都能被发现。如果间接鼻咽镜检查未能成功，行鼻咽内镜检查将是个非常不错的选择。

27. 诊断鼻咽癌需要做哪些检查？

（1）体格检查：包括五官检查、口腔检查、颅神经检查、颈部淋巴结检查。

（2）鼻咽镜检查及活检[1]：可行间接鼻咽镜或电子鼻咽镜检查，发现鼻咽病变后进行组织活检以明确病理学诊断结果。

（3）EBV（EB病毒）血清学检查：EBV与鼻咽癌的发生密切相关，可以作为鼻咽癌诊断的辅助指标。鼻咽癌患者血浆中EBV脱氧核糖核酸以游离片段形式存在，而健康人群中较少能检测到。

（4）感染过EB病毒的人，会出现EB病毒抗体，血清EB病毒抗

1　活检：活体组织检查简称"活检"，是指应诊断、治疗的需要，从患者体内切取、钳取或穿刺等取出病变组织，进行病理学检查的技术。

体升高，鼻咽癌与EB病毒感染密切相关，鼻咽癌患者通常出现EB病毒抗体升高。

（5）鼻咽和颈部的磁共振（MRI）检查：MRI对软组织的分辨率比CT高，可确定肿瘤的部位、范围及其对邻近结构的侵犯情况，有助于医生更好地确定患者分期、治疗方案及放疗靶区的勾画范围，因此，如果不存在磁共振检查禁忌（如体内有金属异物），通常需要进行MRI检查。

（6）鼻咽CT检查：特别对于有鼻咽癌病变侵及颅底骨质者，薄层CT检查有助于临床判断病变侵犯范围，精确确定放疗治疗靶区范围。

（7）胸部CT：明确是否发生肺内转移，确定疾病分期，明确治疗方案。

（8）腹部超声：明确是否发生腹部转移，确定疾病分期，明确治疗方案。

（9）骨扫描：明确是否发生骨转移，确定疾病分期，明确治疗方案。

（10）正电子发射计算机断层显像（PET/CT）：对于中晚期鼻咽癌，有条件者可考虑行全身PET/CT。通过检测18F-FDG（氟代脱氧葡萄糖）在肿瘤细胞内的摄取情况，对高代谢区形态及代谢活性进行分析，可有效区分局部病变是肿瘤、炎症还是纤维化，进而对肿瘤的局部浸润作出有效诊断。该技术对于原发灶和转移淋巴结的诊断具有较高灵敏度和特异度，同时可以帮助判断是否发生其他器官转移，有助于对鼻咽癌进行准确分期。

28. 确诊鼻咽癌最重要的方法是什么？

肿瘤组织活检病理检查是确诊鼻咽癌的唯一定性手段，是金标准，是其他临床检查所不能替代的。鼻咽、颈部都有肿块时，活检取材部位应首选鼻咽，因其活检方便快捷、损伤小，而且对预后影响小；一般当鼻咽重复活检病理阴性或鼻咽镜检查未发现病灶时，才行颈部淋巴结活检。

29. 鼻咽癌有哪些病理类型？

鼻咽癌组织病理学类型包括角化性鳞状细胞癌、非角化性癌（分化型或未分化型）、基底细胞样癌，但腺癌及涎腺来源的癌不包括在内。

非角化性癌是我国鼻咽癌患者最常见的病理类型，约占95%。这三种病理类型的肿瘤对放射治疗和化学治疗的敏感性不一样，角化性鼻咽癌比非角化性鼻咽癌对放化疗的敏感性略差，但其远处转移概率低。预后方面，二者并无明显差别。

30. 什么是免疫组织化学染色？

免疫组织化学染色简称为免疫组化[1]，是目前病理科常用的辅助诊断技术和方法，其本质上是抗原、抗体反应。通过将已知抗体与组织

---

1 免疫组化：是应用免疫学基本原理——抗原抗体反应，即抗原与抗体特异性结合的原理，通过化学反应使标记抗体的显色剂（荧光素、酶、金属离子、同位素）显色来确定组织细胞内抗原（多肽和蛋白质），对其进行定位、定性及定量的研究，称为免疫组织化学技术。

或细胞中的抗原成分进行特异性的结合，来鉴定组织或细胞中是否存在该种抗原。该技术可以帮助对肿瘤的性质、起源及分化作出明确判断。目前的免疫组织化学染色包括免疫荧光细胞化学技术、免疫酶细胞化学技术，以及免疫胶体金技术等。

免疫组织化学染色可用于恶性肿瘤的诊断与鉴别，包括确定转移性肿瘤的原发部位、对肿瘤进行进一步病理分型，以及发现微小的转移灶等。免疫组化检查还能够为临床提供治疗方案的选择依据，因此免疫组织化学染色大大提高了病理诊断的准确性，有些指标还可以反映肿瘤的预后，指导医生选择有效药物。

31. 鼻咽癌常规需要做哪些免疫组化指标检测？

鼻咽癌免疫组化包括基底细胞角蛋白CK5/6、P53基因家族蛋白P53、细胞增殖指数Ki67、免疫蛋白相关CD20等。临床研究发现，肿瘤生物学上恶性的特点及其使用分子靶向药物治疗的疗效与某些病理指标有很大关联。对鼻咽癌患者行病理组织的免疫组化检查如人表皮生长因子受体（EGFR）[1]以及血管内皮生长因子（VEGF）[2]等检查时，可对鼻咽癌的恶性程度、对放疗的敏感性及其预后判断进行提示。另外还可以提示联合使用哪些分子靶向药物时疗效会更好些。进入免疫治疗时代后，检测反映肿瘤免疫微环境的指标PD-L1逐渐成为一项常规检查。

---

1 表皮生长因子受体（EGFR）：指正常上皮细胞/或来源于上皮组织的肿瘤细胞表面表达的一种蛋白质。它与血液中或肿瘤细胞自身分泌的一种叫做表皮生长因子的物质具有配对结构，能被表皮生长因子识别并和它结合，因此叫做表皮生长因子受体。

2 血管内皮生长因子（VEGF）：指一种能够刺激血管内皮细胞生长、形成新生血管的蛋白质。

32. 对鼻咽癌组织检测EGFR/VEGF表达对治疗有什么帮助?

EGFR是人类表皮生长因子受体,是一种具有酪氨酸激酶活性的膜表面传感器。EGFR普遍表达于人体表皮细胞和基质细胞中,并高表达于多种人类恶性肿瘤中,比如胰腺癌、鼻咽癌及头颈部肿瘤等。临床上可以通过辅助检查(免疫组化及基因检测等方式)来鉴别EGFR的表达或突变。有研究发现,EGFR过表达在鼻咽癌的演变中起到了重要作用,简单来讲,就是EGFR是健康细胞里的正常蛋白,参与细胞的正常生长和分裂过程,过表达会让细胞生长和分裂处于失控状态,进而发展为肿瘤。

EGFR靶向药物通过若干途径抑制EGFR激活,抑制EGFR信号通路,从而阻断细胞信号的传导,抑制肿瘤细胞增殖和转移。

在鼻咽癌患者中,EGFR的表达水平为肿瘤预后及治疗敏感性的判断提供依据,并可以提示联合EGFR靶向药物治疗的临床获益。

同样,针对VEGF的药物也已应用于临床。如果我们已知肿瘤细胞中EGFR/VEGF表达情况,就可以指导医生选择用药,这就是我们检测EGFR/VEGF表达情况的意义。

33. PD-L1检测有什么作用?

细胞程序性死亡-配体1(PD-L1)也称为表面抗原分化簇(CD274)或B7同源体(B7-H1),是人类体内的一种蛋白质,由CD274基因编码。PD-L1是大小为40kDa的第一型跨膜蛋白,与免疫系统的抑制功能相关。正常情形下免疫系统会对聚集在淋巴结或脾脏的外来抗原产生反应，刺激产生具抗原特异性的细胞毒性T细胞。癌细胞的表面可以表达这种特殊的蛋白质PD-L1，当其与T细胞结合时，会令T细胞产生"错觉"，认为癌细胞是"无害的"，同时降低T细胞的活性，进而癌细胞得以"自救"。基于这种原理，科学家研发了PD-1/PD-L1免疫抑制剂。该抑制剂会在T细胞与癌细胞结合之前，与癌细胞表面的蛋白质相互结合，阻止癌细胞向T细胞传递信号，使得T细胞正常识别并消灭癌细胞。但是，PD-1/PD-L1免疫抑制剂并非万能，能否成为适合使用PD-1/PD-L1抑制剂的"幸运儿"，需要通过测定PD-L1的表达水平来指导治疗。

34. Ki-67检测有什么作用？

Ki-67是一种核蛋白质，与细胞增殖的活跃程度有关，在功能上主要与细胞的有丝分裂有关。通常也将Ki-67叫作增殖指数，Ki-67的表达水平通常会提示细胞增殖的活跃程度。患者病理报告中的Ki-67表达水平越高，代表着细胞的增殖将会越活跃，恶性程度也会越高，还会容易出现复发和转移的情况。

但临床上并不能单纯通过Ki-67指标判断疾病的预后，还需结合其他情况，比如病理类型及组织器官的特异性等。因为不同组织器官的特异性不同，Ki-67增殖的判读也相应有所差异，所以需要综合起来判断。

35. 鼻咽癌患者为什么要做MRI增强扫描检查?

鼻咽癌治疗前的诊断及分期的最佳影像学手段首选MRI。MRI检查时,建议增强及多系列扫描。MRI可对不同位相(横断面、冠状面、矢状面等)实现三维显示,还具有软组织分辨率高及多参数成像等特点,较CT应用于鼻咽癌的诊断和分期可总结为以下几点优势。

(1)显示肿瘤与咽颅底筋膜的关系,区分咽旁间隙的受压和侵犯。

(2)显示区分咽旁、咽后间隙肿物的性质为肿瘤直接侵犯或转移淋巴结,改变T或N的分期。

(3)准确显示颅底骨质破坏程度及其范围,尤其对骨髓受侵但骨皮质完整的病变显示效果明显优于CT。

(4)对鼻腔、鼻窦肿瘤侵犯与其炎性病变进行鉴别。

(5)显示海绵窦、破裂孔、脑膜、颅内的肿瘤侵犯及肿瘤沿神经播散的显示等。

(6)在脑实质病变(如腔隙性脑梗死及放射性脑坏死等)、放射治疗后咽旁间隙改变的定性(放射性纤维化或肿瘤的残存、复发)方面,MRI显示比CT更清晰。

36. 鼻咽癌患者为什么需要同时做鼻咽部MRI和CT检查?

鼻咽毗邻颅底骨质,通过薄层CT较直观清晰地显示颅底骨结构,有助于医生判断其是否有破坏,并通过观察颅底骨的改变,有利于确定病变侵犯范围。

37. 鼻咽癌患者为什么也要做颈部MRI检查?

鼻咽癌淋巴结转移发生率高,初诊时发现颈部肿块者达40%～50%,完善检查后发现颈部淋巴结转移者达70%～80%。

38. 鼻咽癌患者为什么需要做鼻咽喉镜检查?

鼻咽癌在鼻咽部黏膜表面以及相邻的鼻腔和口咽黏膜上的侵犯范围往往会比MRI图像显示的范围更大,因为包括MRI在内的影像学检查技术的特点是当肿瘤组织具备一定大小和厚度时才能显示出来。鼻咽癌沿着黏膜面蔓延时可能非常薄,有时候仅表现为黏膜颜色的改变,不易在CT/MRI影像上显示出来。此时,通过内镜检查能够帮助医生确定肿瘤在黏膜面上侵犯的范围。此外,MRI显示的信号改变也不一定是肿瘤所致,需要结合鼻咽喉镜检查帮助医生作出正确判断。另外,鼻咽癌患者同时发生口腔、口咽、下咽、喉等部位肿瘤的概率也比其他部位更高,鼻咽喉镜检查可以对上述部位进行很清晰的观察,确认其是否存在异常。在鼻咽喉镜下还可以通过对病变部位取组织进行活检来确定是否患有鼻咽癌。鼻咽喉镜检查方法简单、创伤小,是一种非常有用且经济的检查手段。

39. B超检查在鼻咽癌诊断中有什么作用?

B超检查主要是利用不同组织结构对超声波反射特性不同,并将不同组织结构的回声显示在二维层面上的一种影像技术。B超检查经济且无创，在短期内可重复检查，便于密切随诊、动态观察。目前，B超检查主要用于判断颈部区域淋巴结以及腹部器官如肝、胆、胰、脾、腹膜后淋巴结等是否发生转移的初步筛查[1]以及随诊。

40. B超发现有颈部淋巴结是不是就是淋巴结转移了？

淋巴结是人体的免疫器官，遍及全身各部位，颈部淋巴结较为丰富，其数目可达300多个。正常情况下，淋巴结较小，直径多在0.5厘米以下，一般不超过1厘米，表面光滑，与周围组织无粘连，无压痛，质地柔软。当其受到细菌感染、病毒感染或者肿瘤侵犯时，会出现淋巴结肿大症状。一般来说，病毒或细菌感染更为常发，此时淋巴结会呈现反应性增生，局部会增大、变硬，有时淋巴结还会伴有明显压痛。炎症性反应增生，一般会随着炎症控制以及病毒消亡而消失，淋巴结也会随之变软，不易触及。但如果淋巴结持续肿大，请到医院就诊进行进一步诊断。

当我们自检发现颈部淋巴结质地变硬或B超检查发现颈部淋巴结肿大时，并不意味着淋巴结发生转移，请您及时就医。医生需要结合病史，查体，B超中淋巴结的形态、大小、包膜完整性、内部回声以及内部血流等综合考虑，必要时会配合MRI检查，甚至通过颈部淋巴结切取活检检查才能确定诊断结果。

1　筛查：指通过询问、查体、实验室检查和影像学检查等方法对"健康人"针对某种或某些疾病有目的进行的检查，是早期发现癌症和癌前病变的重要途径。

41. B超发现淋巴结有少许血流是否意味着淋巴结转移了？

在良性和恶性的淋巴结内均有可能有少许血流。当B超的报告显示淋巴结有少许血流时并不意味着淋巴结转移，还需结合其他B超特征综合考虑，必要时配合MRI等检查。

42. 发现颈部包块后应该怎么办？是否需要马上手术切掉？

无意中发现颈部包块后，不要自行对包块进行处理，如挤压、反复触摸、按摩刮痧以及理疗等，更不要盲目在包块上贴膏药或敷贴草药。这些做法会导致延误治疗，甚至引发早期转移。

发现颈部包块后，应去医院就诊，医生会结合病史、查体来判断是否需要进一步检查。另外，还应仔细检查五官，必要时行间接鼻咽镜和间接喉镜检查。如在头颈部发现原发病灶，最好取原发灶处病理组织进行活检；如未发现原发灶，可行颈部包块穿刺活检；若穿刺活检无法明确，则可考虑行切除活检。当然，不是所有的颈部包块都是肿瘤，大部分属于炎症或反应性增生。

43. 淋巴结穿刺活检会引起转移吗？

细针吸取细胞学检查（FNAC）是进行病理诊断的一种活检方法。其过程为使用细针及针管，刺入病变区域内，通过提插等方式将病灶内的细胞或小组织块切割下来，同时借助针管内负压将其吸出，涂片及染色后在光镜下阅片，最后完成病理诊断。FNAC目的主要为诊断是否是肿瘤、肿瘤良恶性及其类型等，该技术已成为肿瘤确诊的手段之一。随着影像技术的发展，在B超引导下，应用细针穿刺对浅表肿块如乳腺、甲状腺、淋巴结等进行细胞学活检，是早期诊断肿瘤的最快捷、简便且安全的方法。该方法能在较短时间内提供较准确的细胞学诊断，进而为明确疾病性质、指导临床治疗以及判断预后提供依据，并可避免不必要的手术活检。

目前穿刺活检技术已经非常成熟且稳定，一般来讲，只要及时采取治疗措施，因穿刺活检而导致转移发生的概率非常低。

44. 确诊鼻咽癌后为什么还要做其他全身检查？

鼻咽癌属于恶性肿瘤中的一种，除鼻咽局部被直接外侵，还有可能随淋巴液或血液向颈部淋巴结以及全身其他脏器或组织转移，常见的远处转移部位包括骨组织、肝脏、肺部等。医生为了选择最佳治疗方案，首先需要明确鼻咽癌的分期，所以在确诊鼻咽癌后还需完善全身检查，评价是否有脏器或组织转移。

45. 骨头不痛为什么还要做骨扫描检查？

鼻咽癌最常见的转移部位有骨组织、肝脏和肺部，部分患者出现上述脏器转移时并没有出现相关脏器损伤的症状。骨扫描检查主要是通过观察骨头的代谢情况评价骨病变程度，通过骨扫描可以在骨转移症状如骨痛等出现的数月之前发现骨转移病变，有利于更好地确定肿瘤分期，为临床医生选择更优的治疗方案提供依据。

46. 鼻咽癌患者是否应做PET/CT检查？ PET/CT检查可以代替所有检查吗？

对于中晚期鼻咽癌患者，有条件者可以考虑行全身PET/CT。通过检测18F-FDG在肿瘤细胞内的摄取情况，对高代谢区形态及代谢活性进行分析，可有效区分局部病变是肿瘤、炎症还是纤维化，进而对肿瘤的局部浸润作出有效诊断。该技术在原发灶和转移淋巴结的诊断中具有较高灵敏度和特异度，还可以更早期发现其他脏器转移的情况，有助于对鼻咽癌进行准确分期。PET/CT检查对于鼻咽癌治疗后鉴定肿瘤残存或复发也很有帮助，但是PET/CT不能代替查体、鼻咽喉镜及MRI检查。由于PET/CT空间的分辨率相对欠佳，表现为具体细节性的解剖结构显示不清晰，包括鼻咽癌黏膜的浅表病变及鼻咽周围的众多复杂解剖结构如脑组织、鼻窦等，从而难以明确鼻咽癌具体分期，影响对疾病程度的判断。

因此，目前针对鼻咽癌患者的检查中，国内外的专家们并不支持用PET/CT代替所有检查，临床中主要将PET/CT检查用于发现远处转移灶。

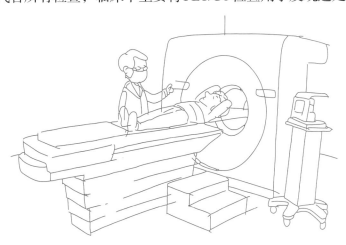

47. 什么是肿瘤标志物？

肿瘤标志物是指在恶性肿瘤发生和增殖过程中，由于肿瘤细胞的基因表达而合成、分泌并脱落到体液或组织中的物质，或是由机体对肿瘤反应而异常产生并进入体液或组织中的物质。这些物质有的不存在于正常人体内，只存在于胚胎中；有的在正常人体内含量很低，当身体内发生肿瘤时其含量逐渐增加并超过正常人的水平。总之，能够反映肿瘤存在和生长的这一类物质被称为肿瘤标志物。

48. 常见的肿瘤标志物有哪些？

到目前为止人类发现的与肿瘤相关的标志物有上百种，但是常规应用到临床实验室检测的项目只有几十种，表1是临床常规检测的部分肿瘤标志物。

表1　常用肿瘤标志物

编号	肿瘤标志物名称	缩略词	参考值范围	临床意义
1	甲胎蛋白	AFP	0～7ng/ml	诊断原发性肝细胞癌和生殖细胞的标志物。常见AFP水平增高的疾病有肝癌、睾丸癌、卵巢癌等；转移性肿瘤也会增高；良性疾病如肝硬化、急慢性肝炎、先天胆道闭锁等也可增高
2	糖类抗原125	CA125	0～35U/ml	用于卵巢肿瘤的辅助诊断及肿瘤复发的监测。其他恶性肿瘤如乳腺癌、胰腺癌、肝癌、胃癌、肺癌等也可见增高，子宫内膜异位症、盆腔炎等也可见增高

编号	肿瘤标志物名称	缩略词	参考值范围	临床意义
3	糖类抗原15-3	CA15-3	0～25U/ml	乳腺癌辅助诊断及复发监测的指标。肺癌、卵巢癌患者也可见不同程度的升高
4	糖类抗原19-9	CA19-9	0～37U/ml	结肠癌、胰腺癌的辅助诊断指标，肝胆系统癌、胃癌、食管癌、乳腺癌、淋巴瘤、卵巢癌等也会出现不同程度升高。胰腺炎时也会增高
5	糖类抗原72-4	CA72-4	0～9.8U/ml	消化、生殖、呼吸系统等腺癌的主要辅助诊断指标。常用于检测胃部、肠道及卵巢上皮的恶性肿瘤
6	糖类抗原242	CA242	0～20U/ml	结肠癌、胰腺癌的辅助诊断指标
7	癌胚抗原	CEA	0～5ng/ml	结肠癌、胰腺癌、胃癌、肺癌、肝癌、乳腺癌可见增高，一些非肿瘤疾病也可增高
8	细胞角质素片段19	Cyfra 211	0～3.3ng/ml	诊断非小细胞肿瘤的指标
9	铁蛋白	FER	男：30～400ng/ml 女：13～150ng/ml	常用于肝癌患者AFP测定值低时的补充检测项目，其他肿瘤（肺、胰腺、胆道、大肠等）患者铁蛋白也可相应增高
10	总前列腺特异性抗原	T-PSA	0～4ng/ml	前列腺癌、前列腺增生、前列腺炎患者血清T-PSA都可升高
11	游离前列腺特异性抗原	F-PSA	0～0.93ng/ml	辅助T-PSA，诊断及鉴别诊断前列腺癌
12	神经元特异性烯醇化酶	NSE	0～18ng/ml	小细胞肺癌的特异性诊断标志物。对于神经内分泌系统肿瘤、神经细胞瘤、黑色素瘤、甲状腺髓样瘤也有重要诊断价值
13	鳞状细胞癌抗原	SCC	0～1.5ng/ml	鳞状细胞癌的诊断指标。宫颈鳞状细胞癌、肺鳞癌、食管癌、膀胱癌患者血清中都可见升高
14	组织多肽特异性抗原	TPS	0～110U/L	多数上皮细胞肿瘤呈阳性，非上皮组织来源的肿瘤呈阴性

49. 用于诊断鼻咽癌的相关肿瘤标志物有哪些？

用于诊断鼻咽癌的相关实验室检查项目主要包括血清EB病毒检测、鳞状细胞癌抗原（SCC）检测。

（1）EB病毒感染是鼻咽癌发生的危险因素之一，EB病毒检测对于鼻咽癌的辅助诊断以及疗效判断均具有重要意义。临床上，可通过EB病毒血清学检测、EB病毒DNA酶特异性抗体检测、EB病毒基因及其表达产物检测等方法检查患者是否感染了EB病毒。

（2）鳞状细胞癌抗原（SCC），是一种特异性很好的鳞癌肿瘤标志物，鼻咽癌患者血清中可出现SCC的升高，且其浓度随病期的加重而升高。SCC检测为早期诊断鼻咽癌和判断病程进展提供参考依据。

50. EB病毒感染与鼻咽癌有什么关系？

EB病毒感染与鼻咽癌发病关系密切，是鼻咽癌比较明确的致病因素之一。研究发现，在很多鼻咽癌患者的病变组织中可检测到EB病毒的DNA和病毒抗原，鼻咽癌患者的血清中大多出现EB病毒抗体效价的升高，且其效价水平常与病变好转或恶化呈正相关。

但需要注意的是，EB病毒感染现象在我国较为常见（特别是南方地区），其感染率高达90%，多数人感染于婴儿期。很多正常人组织中也会检测发现EB病毒感染，出现EB病毒感染不一定意味着得了鼻咽癌。

51. 检测EB病毒的指标包括哪些？

EB病毒的检测指标主要包括EB病毒的抗体，包括VCA-IgA、EA-IgA及EBV-DNA。血液中VCA-IgA和EA-IgA这两个抗体阳性，则说明感染过EB病毒。血浆中的EB病毒DNA的数量能够反映肿瘤的负荷、分期及转移的风险，数量变化可以用来评价治疗效果以及在随访[1]中判断治疗后是否复发。

52. 检测EB病毒指标的意义是什么？

EB病毒抗体阳性主要出现在发生或曾发生过EB病毒感染的人身上。EB病毒感染与鼻咽癌发病关系密切，是鼻咽癌比较明确的致病因素之一。在鼻咽癌发病率高的地区，EB病毒抗体可以作为鼻咽癌筛查的一项指标。

（1）对于鼻咽癌患者，EB病毒DNA的含量与预后有明确的关系，即含量高，预后差。

（2）EB病毒DNA或抗体水平变化与治疗效果也有关系。治疗后EB病毒DNA含量（通常用拷贝数来评价）下降到检测不到的水平，则说明疗效好；如果治疗前后，血液中EB病毒DNA含量都很高，则说明疗效差；治疗后EB病毒指标反弹，也提示有复发或转移的可能。EB病毒指标可用于鼻咽癌治疗后的疗效监测和随诊。

---

1 随访：指医生在对患者进行诊断或治疗后，对患者疾病发展状况、治疗后恢复情况等继续进行追踪观察所做的工作。

53. 如何看EB病毒检测报告？

　　EB病毒的检测方法有许多种，如EB病毒血清学检测、DNA酶特异性抗体检测、EB病毒基因及其表达产物检测等。由于各医院医疗诊治级别存在差异，患者到不同医院就诊时可能会遇到不同的EB病毒检测方法。表2列举了临床常见的EB病毒检测方法及其临床意义。

表2　常见EB病毒检测方法及临床意义

检测方法	临床意义
EB病毒 VCA-IgA/IgG	衣壳抗原（VCA）是EB病毒感染人体后合成的病毒结构蛋白，其相关抗体可在感染者血清中检出。其中，VCA-IgG抗体普遍存在于各种人群的血清中，IgA则多见于鼻咽癌患者血清。VCA-IgA用于鼻咽癌的筛查时需要注意的是，VCA-IgA具有7%～10%的假阴性[①]与较高的假阳性[②]，因此它只能作为鼻咽癌的辅助诊断方法
EB病毒 EA-IgA/IgG	早期抗原（EA）是EB病毒感染人体细胞后合成的病毒非结构蛋白，它的存在提示病毒复制活跃，其相关抗体可在感染者血清中检出。与VCA抗体相比，EA抗体的特异性很高，其中IgA的特异性更高于IgG；而且EA-IgA/IgG指标会随病情进展而效价升高。因此，EA-IgA/IgG常作为鼻咽癌初筛后的进一步检查或EB病毒的联合诊断指标
EB病毒DNA酶特异性抗体检测	94%鼻咽癌患者血清中存在高滴度的EB病毒DNA酶IgG抗体，且在鼻咽癌、其他癌、正常人群这三者之间该抗体水平有显著差异。因此，EB病毒DNA酶特异性抗体可作为鼻咽癌的联合诊断指标，同时对鼻咽癌的预后和疗效判断有一定意义
EB病毒EBNA检测	EBV核抗原（EBNA）位于EB病毒感染的B细胞核内，为DNA结合蛋白。临床可通过抗补体免疫酶法检测鼻咽脱落细胞、细针穿刺物涂片及活检组织中的EB病毒EBNA。该法简单，特异度和灵敏度高，有助于鼻咽癌的临床诊断与颈淋巴结转移癌、其他癌、非癌的鉴别诊断
EB病毒Zebra/IgG抗体检测	Zebra是EB病毒感染人体后合成的反式激活蛋白，它可活化病毒早期基因，其相关抗体可在感染者血清中检出。鼻咽癌患者EB病毒Zebra/IgG抗体显著高于其他人群，且随着鼻咽癌的病情变化而消长，因此该抗体可用于鼻咽癌的辅助诊断及高危人群的筛查

检测方法	临床意义
EB病毒DNA	鼻咽癌患者的活检组织中可检出EB病毒DNA，且随着病程的进展，EB病毒DNA阳性细胞数及其阳性程度越来越高。但EB病毒DNA并不存在于正常鼻咽组织、慢性炎症组织等。因此，EB病毒DNA表达及其强度可作为鼻咽癌及其高危人群的筛查指标
EB病毒潜伏基因EBERs	鼻咽癌患者的活检组织EBERs

注：①假阴性：某项检查的结果实际上应该是阳性的，但由于操作、仪器、个人身体特性等原因导致结果呈阴性。②假阳性：指由于多种原因造成将阴性结果误判为阳性，而假阴性则是指将真正的阳性结果误判为阴性。临床上应用的任何技术都很难做到100%正确，故偶尔会有假阳性或假阴性的结果。

除了上述检查项目，临床还有一些新的EB病毒检测方法，如检测组织是否表达LMP-2A、mRNA及EBNA-1等。医生会根据医院检测条件以及临床诊治需要，选择合适的方法对患者进行诊断。

54. 初诊时EBV-DNA拷贝数高意味着什么？

血浆EBV-DNA筛查可以显著提高鼻咽癌的早诊率，从而相应地提高疗效。在鼻咽癌高发区，推荐将EBV-DNA检测作为鼻咽癌早期筛查的常规项目。治疗前血浆EB病毒DNA载量与鼻咽癌患者的肿瘤负荷、疾病分期及疾病进展风险呈现密切正相关。治疗前EB病毒DNA是评估鼻咽癌预后和制订综合治疗方案的重要参考指标。

初诊时EBV-DNA拷贝数高（ > 1500 copies/ml）是远处转移高危患者的重要提示指标。新辅助化疗的疗效与治疗前血清EBV-DNA水平密切相关，治疗前血浆EBV-DNA高的患者能从新辅助化疗中获益，可以考虑先行新辅助化疗。需要注意的是，目前各医院对EBV-DNA检测方法尚未标准化，各医院对判断EBV-DNA拷贝数高低的标准尚不一致。

55. 体检查出鳞状细胞癌抗原高出正常值，是否一定得了鼻咽癌？

答案是否定的。首先，让我们了解一下鳞状细胞癌抗原（SCC）。SCC是一种糖蛋白，存在于鳞状细胞癌的胞质内。它是一种特异性很高的鳞癌肿瘤标志物，宫颈癌、肺癌、头颈部癌（包括鼻咽癌）患者血清中均可出现SCC的升高，且其浓度随着病期的加重而增加。但是，血清SCC升高不代表一定得了鼻咽癌，因为在肝炎、肝硬化、胰腺癌、肺炎、肾衰竭及结核等患者的血清中，SCC也会出现一定程度的升高；另外，如果血液标本被唾液、汗液或其他体液污染，也有可能会导致SCC测定值假阳性。因此，当体检查出SCC高出正常值时，不要认定自己得了鼻咽癌，正确的做法是到医院就诊，复查血清SCC，同时进行其他辅助检查，以明确诊断结果。

56. 哪些化验检查需要空腹？

患者到医院做血液化验前，负责采集静脉血的护士都要询问："吃饭了吗？是空腹吗？"部分医院在抽血室和检验申请单上也有提示："患者抽血前应空腹"。随着医学的发展，临床检验项目不断增加，截至目前我国批准的检验项目就有1000多项。各医院临床诊疗的需求不同，开展的检验项目的数量和内容也不同，但是基本的检验项目是相同的，包括几大类：血液、生化、免疫等（如血、尿、大便常规检验，肝功能、肾功能、血糖、血脂、凝血相关项目及肝炎病毒等检验）。如此纷繁的检验项目哪些必须空腹抽血？

（1）临床生物化学检测项目中肝功能、肾功能、血脂、血糖、离子及凝血等系列项目的检测，需要空腹抽血检测。

（2）临床血液、尿液的基础检验项目中血常规、晨尿常规需要空腹抽血或留尿检测。

（3）临床免疫检测项目中甲状腺功能相关的检测项目需要空腹抽血。

57. 为何要空腹抽血？

（1）人在空腹时，机体处在相对的生理基础代谢[1]状态，在该时间段抽血检验，其测试结果能够准确反映机体真实情况，并且可排除饮食、药物等因素对检测的影响。

（2）人在进食、劳动、运动、工作等诸多相对运动量较多的因素的影响下，可导致一些化验指标发生波动，而多数人在早晨运动较少，利于测定结果的相对稳定和准确。由于人体生物周期的变化，某些项目指标因采血时间不同，变化较大，如皮质醇分泌高峰在早晨，下午至晚间则逐渐下降。血液基础检验中的血常规里的项目在一天当中会随着进食、活动等基础代谢的变化而波动，因此在同一时间测定的结果才具有可比性。如果需要定期监测某个项目，建议在相同的时间段进行检测，另外与既往检查结果比较时还要结合病情综合分析。

（3）若早晨验血前进食，尤其是食用了牛奶、豆浆、油炸食品、

---

1 基础代谢：指人在安静状态下的代谢状态。

鸡蛋、糕点等食物后，食物消化后产生的大量乳糜微粒[1]便会很快被吸收进入血液，此时的血液也会"浑浊"，医学上称为"乳糜血"。由于不少血生化检查[2]是根据标本颜色的变化来作出判断的，若血液因乳糜微粒而显得浑浊，那么检验人员和检测仪器就很难观察清楚。特别是在使用仪器做血脂测定时，"乳糜血"将影响测定的准确性。另外，食用高糖食物2小时内可使血糖迅速升高，不能反映真实的血糖结果。因此在前一天晚间进食后到第二天清晨，空腹时间应达到10小时以上，身体内各种化学物质已达到相对稳定和平衡，此时抽血可得到相对稳定和准确的结果。

因此，建议做生化相关项目检验时采用空腹抽血，但在特殊情况下也可以在清淡饮食后6小时采血化验，不过，做血脂检验时必须在餐后10～12小时方可采血。为了使某些验血项目检测得更精确，希望患者一定要遵循医嘱。

58. 血常规检查主要检测血液中的哪些成分？

血常规检查是检验项目中最基础且最常用的检验项目，肿瘤患者来医院就诊，医生一般都会开具血常规检查来了解患者的基础状况。血常规主要检测血液中的红细胞、白细胞、血小板等有形成分的数量及形态，通过检验报告中的不同检验项目表示出来。血常规检查的具体项目见表3。

---

1 乳糜微粒：脂类食物消化时形成外观混浊的一种白色或淡黄色混浊液，经肠道的乳糜管吸收，再由淋巴系统运送，经胸导管注入血循环。
2 血生化检查：检测除血细胞外存在于血液中的各种离子、糖类、脂类、蛋白质以及各种酶、激素和机体的多种代谢产物的含量的检查。

表 3　血常规检查项目

项目名称（中文）	项目名称（英文）
白细胞计数	WBC
中性粒细胞绝对值	NEUT#
中性粒细胞百分比	NEUT%
淋巴细胞绝对值	LYMPH#
淋巴细胞百分比	LYMPH%
单核细胞绝对值	MONO#
单核细胞百分比	MONO%
嗜酸性粒细胞绝对值	EO#
嗜酸性粒细胞百分比	EO%
嗜碱性粒细胞绝对值	BASO#
嗜碱性粒细胞百分比	BASO%
红细胞计数	RBC
血红蛋白	HGB
红细胞比容	HCT
红细胞平均体积	MCV
红细胞平均血红蛋白浓度	MCHC
红细胞平均血红蛋白含量	MCH
红细胞体积分布宽度变异系数	RDW-CV
红细胞体积分布宽度标准差	RDW-SD
血小板计数	PLT
血小板体积分布宽度	PDW
血小板平均体积	MPV
大型血小板百分比	P-LCR
血小板压积	PCT

59. 血常规报告中红细胞相关项目的意义是什么？

　　血常规检验报告中红细胞计数、红细胞比容、血红蛋白主要用于判定患者是否存在贫血；红细胞平均体积、红细胞平均血红蛋白浓度、红细胞平均血红蛋白含量主要用于分析贫血的类型及原因；而红细胞体积分布宽度主要用于判定患者的红细胞形态是否一致，对判定贫血的类型及原因有一定的辅助作用。例如，血红蛋白正常下限为成年男性120g/L、成年女性110g/L。若血红蛋白在90g/L至正常下限为轻度贫血，60 ～ 90g/L为中度贫血，低于60g/L为重度贫血。

60. 血常规报告中白细胞相关项目的意义是什么？

白细胞是血液中常见的有核细胞，根据形态特征将其分为粒细胞、淋巴细胞和单核细胞三类。

肿瘤患者的白细胞计数、中性粒细胞百分比、中性粒细胞绝对值升高多见于细菌性感染、升白细胞药物治疗后、手术后应激状态[1]；白细胞计数、中性粒细胞百分比、中性粒细胞绝对值降低多见于放化疗后骨髓功能抑制；淋巴细胞百分比、淋巴细胞绝对值升高多见于病毒感染、淋巴瘤、放化疗后骨髓功能抑制；淋巴细胞百分比、淋巴细胞绝对值降低多见于细菌性感染、升白细胞药物治疗后；嗜酸性粒细胞百分比、嗜酸性粒细胞绝对值升高多见于过敏反应[2]。

61. 血常规报告中血小板相关项目的意义是什么？

检验报告中与血小板相关的检验项目有血小板计数、血小板体积分布宽度、血小板平均体积及大型血小板比率。

肿瘤患者中有30% ～ 40%的病例在病程的不同时期出现血小板

---

1 应激状态：指人体在受到刺激之后作出的反应，以便适应这个刺激变化的环境。这时候的状态称为应激状态。
2 过敏反应：指已免疫的机体在再次接受相同物质的刺激时所发生的反应。反应的特点是发作迅速、反应强烈、消退较快。表现为胸闷、心悸、呼吸困难、瘙痒、皮疹等。

增多症，尤以慢性粒细胞白血病、恶性淋巴瘤多见，脾切除术后、急慢性出血、手术后、骨髓抑制[1]恢复期等也可出现血小板增多；血小板减少多见于放化疗后骨髓功能抑制、肿瘤侵犯骨髓及弥散性血管内凝血等。血小板体积分布宽度、血小板平均体积、大型血小板比率主要用于判定血小板的形态，对判断骨髓造血功能有一定的临床意义。

62. 接受放化疗的肿瘤患者为什么要定期进行血常规检查？

因为放化疗对患者骨髓造血功能有影响，因此，接受放化疗的肿瘤患者在放化疗之前一定要进行血常规检查，以确定是否能够进行放化疗。通常血常规检查白细胞计数大于$4.0×10^9$/L、血小板计数大于$80×10^9$/L的患者才能进行放化疗。若白细胞、血小板太低，是不能进行放化疗的，如果在白细胞、血小板较低时进行放化疗，药物会进一步抑制骨髓的造血功能，进而使得白细胞、血小板进一步降低，这样很容易使得患者免疫力下降，易发感染，或者血小板太低造成出血等危险情况。在放化疗期间以及结束后也要定期复查血液常规检查，以监测患者骨髓造血状态。

那在放化疗结束后为什么也要定期监测血常规呢？有的患者在放化疗结束时查血常规可能是正常的或者稍低，不需要使用药物进一步治疗，但是一般的化疗药物或者放疗的射线还会有后期效应。这些放化疗效应并不能完全在治疗期间显现，在治疗结束后还会继续影响骨髓的造血功能，使得白细胞、血小板进一步降低，所以需要定期复查血常规，以便及时发现问题，给予相应的治疗，防止紧急和危险情况

1　骨髓抑制：指骨髓中的血细胞前体的活性下降，导致外周血细胞数量减少，是化疗药物的常见毒副反应。实验室检查表现为白细胞减少、血红蛋白降低、血小板减少。

的发生。

63. 什么是晨尿？尿常规分析为什么一般要求留取晨尿进行检测？

尿常规分析为什么一般要求留取晨尿检测？医生在开具尿常规检查时一般都会嘱咐患者最好留取晨尿送检。那么什么是晨尿呢？晨尿就是清晨起床后第一次排尿时收集的尿液标本。这种尿液标本较为浓缩，尿液中的血细胞、上皮细胞、病理细胞、管型等有形成分的浓度较高、形态也较为完整，有利于尿液形态学和化学成分分析。

64. 如何留取合格的大便常规检查标本？

大便标本需要由患者自己留取送检，留取合格的标本对于获得正确的化验结果是至关重要的。所以患者应遵从医嘱留取标本，如何留取合格的大便常规标本请参照以下注意事项。

（1）留取大便常规检查标本前到医院指定地点领取清洁的一次性防渗漏标本容器。

（2）应留取异常成分的粪便，如含有黏液、脓血等病变成分的标本送检；外观如无异常，需从表面、深处及粪便多处取材送检。送检标本大小以蚕豆大一块为宜。

（3）灌肠标本或服油类泻剂的粪便标本不宜送检。

（4）应避免混有尿液、消毒剂及污水等杂物。

（5）留取后应立即送检。放置时间过久，可能会导致细胞破裂、阿米巴等一些寄生虫的死亡，难以检出异常成分，从而影响检测结果的准确性。

65. 鼻咽癌分几期?

鼻咽癌目前广泛使用的分期方法是由美国癌症联合委员会（AJCC）制订的第8版TNM分期。患者在被确诊鼻咽癌后，应在完善鼻咽部和颈部MRI扫描、纤维鼻咽喉镜[1]以及全身检查后，完成TNM分期的完善。在TNM分期中，T分期为鼻咽原发病灶分期，按照鼻咽肿瘤局部侵犯范围，由轻到重分为T1—4期；N分期为区域淋巴结的分期，按照区域淋巴结是否发生转移、转移位置及其大小分为N0—3期；M分期为是否存在远处转移分为M0或M1。最后综合TNM分期的情况，共分四期，由轻到重分别为Ⅰ期、Ⅱ期、Ⅲ期和Ⅳ期。

66. 鼻咽癌患者出现头痛可能是发展到哪一期?

由于鼻咽癌向周围结构和器官浸润性生长，因此在肿瘤生长过程中会出现肿瘤组织部分坏死的现象，往往导致不同部位上出现不同程度的局部感染；肿瘤生长过程中也会导致鼻窦、颅骨、脑膜以及脑组织受侵，上述原因均能造成患者出现头痛症状。头痛的部位以及头痛的不同性质与病变侵犯的部位和程度相关，因此，出现头痛患者的病情可以是早期或晚期。一般情况下，持续性、进行性加重、难以耐受的头痛表示可能有颅底骨质的侵犯，病期相对晚一些，具体精确的分期需要结合影像学和临床检查来确定。

1　纤维鼻咽喉镜：是一种光学检查仪器，由产生光源的部件和可以进入鼻咽部和喉部的长管状镜身构成。镜身直径较细，通常为4～5毫米，可以通过鼻腔进入鼻咽部和喉部，直接观察这些部位是否正常。

67. 鼻咽癌患者出现面部麻木可能是发展到哪一期?

面部麻木主要体现在面部皮肤的感觉异常，通常是表现为感觉的迟钝或麻木，在排除既往的神经性或病毒感染相关的病变后，需要通过与对侧面部或周围面部感觉相比较才能检查出。由于鼻咽癌向四周扩张生长，往往会侵犯颅底各出入颅外的孔隙，在这些孔隙中会有颅神经的通过。一般来说，面部麻木提示有第 V 对颅神经（也就是三叉神经）受侵犯，若颅神经有受侵，根据由 AJCC 制订的第 8 版 TNM 分期，局部病变分期为 T4，IV 期。

68. 鼻咽癌患者出现看东西有重影可能是发展到哪一期?

看东西有重影主要体现在看远处物体时或者朝一边看东西时出现两个影子，特别表现于在家看电视时出现该情况。首先，必须注意要排除高血压、糖尿病等慢性病引起的视力下降或者视神经损伤等情况。因鼻咽癌向四周扩张生长，往往会侵犯颅底各出入颅外的孔隙，这些孔隙中有颅神经的通过，一般来说，看东西重影提示第 VI 对神经（即外展神经）受侵犯，若颅神经有受侵，根据 AJCC 制订的第 8 版 TNM 分期，局部病变分期为 T4，IV 期。

69. 鼻咽癌最常见的转移部位是哪里?

鼻咽癌最常见的转移部位是骨骼，特别是扁骨，如椎体骨、骨盆骨、肋骨等。

三、治疗篇

70. 鼻咽癌能治好吗？

鼻咽癌对放化疗比较敏感，尽管得了鼻咽癌非常不幸，但其治疗效果良好。肿瘤的分期早晚是决定疗效非常重要的因素。一般情况下，肿瘤分期从早到晚分Ⅰ期、Ⅱ期、Ⅲ期、Ⅳ期。在现有的治疗条件下，各期鼻咽癌患者治愈率（5年生存率）分别为：Ⅰ期95%左右，Ⅱ期85%～90%，Ⅲ期75%～80%，Ⅳ期70%左右，即使是有远地转移的Ⅳb期患者，经过合理治疗后，仍有非常多的患者能够长期生存。而且现阶段放射治疗技术进步很快，调强放射治疗技术应用后，不仅生存率有所提高，而且治疗后的副作用较常规放射治疗也明显减少，治疗后患者的生活质量非常高，很多人治疗后恢复到正常人的生活状态，学习、工作、生活都不耽误。因此，鼻咽癌患者要积极应对，选用正确的治疗方法，绝大多数患者都能获得比较好的效果。

71. 鼻咽癌晚期了还有希望治好吗？

随着现代放射治疗技术的进步以及综合治疗的进展，鼻咽癌的治疗疗效较之前明显提高，即使是晚期患者，治愈率也达到了60%～70%，即便治疗后有转移的患者，部分患者的治愈率也达到30%。所以，即使是患了鼻咽癌也一定要树立信心，相信自己能够战胜癌症，成为抗癌明星。

72. 鼻咽癌的治疗原则有哪些？怎么遵循这些原则？

癌症的治疗需要遵循的原则有：综合治疗的原则、循证医学的原则、个体化治疗的原则等。具体的治疗原则需要根据癌症的生长部位、局部侵袭、淋巴结转移以及远隔部位脏器转移的情况，癌症期别（早期或晚期），患者年龄，是否有合并症，身体情况的好坏以及所患肿瘤对哪种治疗手段更敏感等特征来制订。不同的肿瘤治疗原则是有差异的。

鼻咽癌生长在头颅的正中央，被颅底的骨头包绕，与控制人体视力、听力、语言、运动、呼吸和感觉等重要功能的器官和组织邻近，鼻咽癌向周围生长时可以破坏或者危及这些器官或组织，通常表现为不规则生长、边界不清。鼻咽癌的生长特点决定了外科手术应用于鼻咽治疗的局限性，因为外科手术不容易将肿瘤切除干净；如果为了尽可能切除肿瘤而勉强实施手术，就无法对重要的器官及其功能实现保护。

鼻咽的生物学特点表现为容易出现颈部淋巴结转移，确诊鼻咽癌的患者中，80%都存在淋巴结转移，而且通常是双侧颈部多发淋巴结转移。

鼻咽癌对放射治疗和化学治疗敏感。由于鼻咽的生长、转移特点以及对放化疗敏感的特性，决定了鼻咽癌以放射治疗作为第一选择，即首选治疗手段。总体治疗原则为根据患者病变分期的早晚而定。早期鼻咽癌单纯通过放射治疗就能治愈；中晚期鼻咽癌治疗原则应该是放射治疗联合化学治疗；诊断时就发现有远处脏器转移的患者应该以化学治疗为主，化学治疗后再根据实际情况行放射治疗。在进入免疫治疗时代后，已有的证据表明，免疫治疗联合现有治疗方案，可进一步提高部分晚期患者的疗效。

73. 为什么需要对肿瘤进行综合治疗？

治疗肿瘤强调综合治疗，综合治疗就是结合患者的身体情况、疾病分期的早晚，合理利用现有的肿瘤治疗手段，以达到提高肿瘤治疗疗效、减少其治疗中和治疗后的痛苦、尽量保护其器官功能、提高其生活质量的目的。

74. 所有期别的肿瘤都需要综合治疗吗？

治疗鼻咽癌需要将手术治疗、放射治疗、化学治疗以及其他各种手段都用上吗？肿瘤综合治疗强调的是合理应用现有肿瘤治疗手段，此处"合理"的基础是患者身体状况、疾病分期的早晚。比如，患者的身体情况较差，合并有严重心脏病、脑血管疾病以及其他一些内科疾病，手术期间或手术后存在发生严重并发症的风险。这种情况下，即使可以手术，也不应采取手术治疗。鼻咽癌治疗不首选手术方式，手术在鼻咽癌中只起辅助和挽救作用。针对早期鼻咽癌患者（如临床Ⅰ期），通过放射治疗就可治愈，无需联合化学治疗或分子靶向药物治疗等其他手段。否则，就不是综合治疗，而是过度治疗。针对中晚期的鼻咽癌患者，在基础身体情况能耐受的前提下，通常采用放射治疗联合化学治疗的综合治疗手段，根据病情有时还会联合靶向、免疫等治疗手段。

75. 鼻咽癌的综合治疗应该怎样进行？

鼻咽癌的综合治疗首先需要确定患者疾病的期别、基本身体情况、年龄等因素，如果没有身体条件的限制，早期（Ⅰ期、Ⅱ期）鼻咽癌患者选择单纯放射治疗就可以治愈；Ⅲ/Ⅳ期M0（没有远地转移）鼻咽癌患者应该选择以放射治疗为主联合化学治疗的治疗方案，有条件的患者还可以选择增加分子靶向药物治疗。如果诊断时就发现存在远地转移（M1）的鼻咽癌患者应该选择以化学治疗为主，化学治疗后根据情况再选择时机接受放射治疗。不管是进展到哪一期的鼻咽癌患者，都有可能需要接受放射治疗，因此，在开始治疗前，请咨询放射治疗科医生。

76. 鼻咽癌综合治疗组由哪些医生组成？其主要职责是什么？

通常，肿瘤专科医院或者大型综合医院的肿瘤治疗中心都会设有肿瘤综合治疗组，它的构成与该肿瘤的主要治疗手段相关，一般由负责该肿瘤首选治疗手段的科室牵头来组建。鼻咽癌治疗以放射治疗为首选或主要治疗手段，放射治疗科医生在鼻咽癌综合治疗组中起组织者的作用。鼻咽癌综合治疗组的主要构成和职责为：

（1）放射治疗科医生：负责鼻咽癌综合治疗组的日常工作，确定鼻咽癌患者治疗原则。

（2）肿瘤内科医生：参与鼻咽癌综合治疗，尤其是内科治疗方案的制订。

（3）外科医生：鼻咽癌挽救治疗。

（4）病理科医生：明确病理诊断。

（5）影像科医生：明确鼻咽癌的侵犯范围。

（6）其他辅助保障科室帮助进行口腔处理、营养支持、合并症处理、功能康复等。

（一）放射治疗

77. 放射治疗是怎么回事？

简单来说，放射治疗（简称放疗）就是借助放射线杀死肿瘤细胞来治疗肿瘤患者。目前，用来治疗肿瘤的放射线主要有高能量的X射线、高能量的电子射线（β射线）、伽马射线（γ射线）、重粒子（一种比电子大得多的带电粒子），以及一些放射性核素产生的射线。其中最

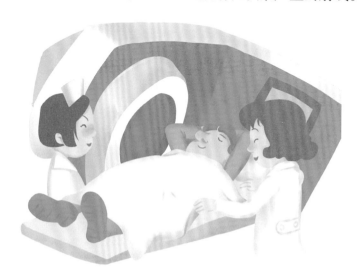

常用的重粒子是质子和重离子。这些射线杀死肿瘤的方式是通过损伤肿瘤细胞核内的DNA，导致肿瘤细胞死亡，从而达到治疗肿瘤的目的。

78. 放疗和核辐射有关系吗？特别可怕吗？

生活中经常会听到核辐射这个词，比较熟悉的有二战期间在日本广岛和长崎爆炸的原子弹造成的核辐射以及切尔诺贝利核电站爆炸事件导致的核辐射。这些核辐射事件造成了很多人死亡和严重的环境污染，存活者中许多人后来患了肿瘤。2011年因海啸引发的日本福岛核电站泄漏产生的核辐射导致了严重的环境污染和公众恐慌。这些事件都令人心生恐惧，以至于有些人谈"核"色变。

放疗的射线和核辐射完全是两码事，首先放疗的辐射源与核电站或原子弹的不一样。其次，医疗中的放射线和放射源都是可控的，其储存、应用都设立有严格的管理制度以保证安全，不会对患者、操作人员以及公众造成类似核辐射的危险。此外，目前大多数肿瘤治疗中心应用的放疗外照射机器都是直线加速器，只有在接通电源的情况下才产生射线，而且这些射线得到非常好的控制，对操作人员、公众都是非常安全的。当然，在需要接触这些射线时，操作人员会告诉患者防护方面的知识。所以，大可不必在医生告知需要进行放疗时而感到紧张和害怕。

79. 放疗的流程是怎样的？

放疗是一个系统工程，需要做大量的工作，一般把整个放疗过程分成三个阶段：第一阶段为准备阶段；第二阶段是放疗计划设计阶段；第三阶段是放疗的执行阶段。

（1）准备阶段：确定肿瘤期别，明确肿瘤侵犯范围，确定治疗原则和制订治疗方案；做好放疗前准备工作，例如签署放疗知情同意书；头颈部放疗前需做口腔处理，例如局部使用双氧水漱口；肿瘤合并有感染者也需要先控制感染，例如全身应用抗生素等；如果有其他影响放疗的合并症也需要先进行治疗纠正；同时，患者及其家属也需要做好心理的和身体上相关的准备工作。

（2）计划设计阶段：①首先，医生根据患者的病情以及患者的要求和愿望，共同选择放疗技术，完成患者CT模拟或常规模拟定位；②然后，医生会根据肿瘤的侵犯范围进行靶区勾画和处方剂量的制订；③下一步，由专业的物理师按照医生勾画的靶区和提出的处方剂量要求，在专门的计划系统中进行放疗计划的设计及其验证等相关工作；④最终，由医生和物理师共同审核、确认、通过放疗计划，将该计划传输到放疗设备上。

（3）执行阶段：由专业的放疗技师在放疗设备上开始执行上述放疗计划，放疗期间需要至少每周进行一次放疗位置是否准确的验证，并对患者的肿瘤和正常组织进行检查，观察疗效，如有反应则给予相应的处理。

80. 为什么放疗前需要签署知情同意书？

放疗是肿瘤治疗的主要手段之一，我们通常说放疗是一把"双刃剑"，既能治疗肿瘤，也会对身体的健康组织造成一定的损害。有时放疗带来的损伤会比较严重，对患者的生活质量和自理能力带来较大影响，甚至危及生命。因此，患者在放疗前必须对所患肿瘤接受放疗可能带来的损伤进行比较充分地了解、权衡利弊，在能够承担风险的前提下接受放疗。

在放疗开始前，医生会向患者交代风险，使其充分了解，在患者完全同意和自愿的前提下，签署放疗知情同意书；如果是未成年人或者丧失民事能力的患者，由其监护人签署知情同意书。当然，随着放疗技术的进步，现在放疗带来的好处越来越明显，放疗带来的副作用明显减少，患者的生存质量明显提高了。

81. 放疗前患者需要做哪些心理准备？

鼻咽癌放疗是一个相对漫长的过程，患者在放疗前需要做的准备包括下面几点。

（1）患者需要树立起战胜疾病的信心，例如鼻咽癌对放疗很敏感，目前治疗效果非常理想，要相信在医生的努力和自己的配合下，癌症一定能够治愈。

（2）患者需要调整好心态，有的患者得知自己患病后，非常恐惧，这对治疗疾病百害而无一益；因此，在治疗前，一定要放宽心，坦然面对，积极配合治疗。

（3）患者需要构筑好克服困难的心理准备，放疗过程中会出现一些不良反应，这是机体对外来刺激的生理反应，医生也一定会想出最有效的办法把不良反应发生率和严重程度降到最低，完全有办法完成治疗。

82. 放疗前家属需要做哪些准备？

作为家属，当自己的亲人患病的时候，肯定心里特别着急，甚至特别慌张，一时间不知如何是好。这很正常，但不能持续很久，要很快冷静下来，面对现实，考虑一下自己能做什么。需要做哪些准备呢？

（1）首先，家属要保持镇定、平和的心态，承担起家里的重任，表现出负责任的态度，让患者感到有家人在，什么都能战胜。

（2）其次，家属要营造良好的亲情氛围，使患者能够感受到亲情的温暖，多鼓励患者，使其建立战胜疾病的信心。

（3）再次，家属要消除患者的心理和精神负担，使其能够以全部精力配合治疗。

（4）最后，家属要学习成为一个最称职的"营养师"，保证患者的营养支持。放疗非常重要的一点就是要保证放疗位置的准确性和重复性好，所以放疗过程中保持体重是非常重要的，这就要求保证足够的营养以获得充足的体力。而且鼻咽癌放疗中出现的或多或少、或轻或重的放疗反应，都会使食欲和进食受到一定程度的影响。所以，要给患者做些喜欢的口味、容易消化和吸收、高蛋白的食物是非常重要

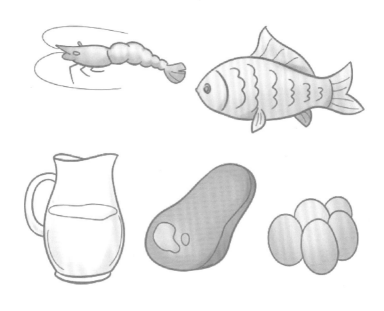

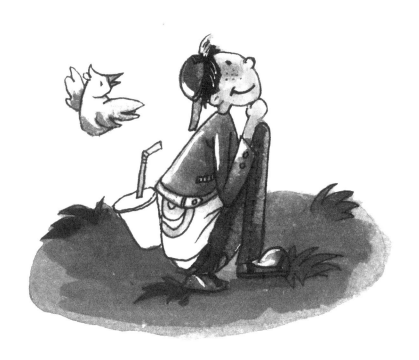

的事情之一。当然，营养支持要避免越贵越好的误区，正常的食物，保证一定量的肉、蛋、奶和蔬菜最佳，变换些花样。

83. 放疗对患者的穿着有什么要求吗？

为了减少对照射区域皮肤的摩擦和刺激，建议患者放疗期间穿着柔软宽松、吸湿性强的纯棉类内衣，避免穿着粗糙及化纤类衣物。头颈部接受放疗的患者，上衣最好穿着无领开衫而非硬领衬衫，男士不打领带，便于穿、脱和保护颈部皮肤。

84. 鼻咽癌放疗前为什么要进行口腔处理？

鼻咽癌以及头颈部肿瘤放疗照射的范围大、剂量高，尽管现在调强放疗技术对正常组织能够进行较好的保护，但与肿瘤邻近的组织器官仍无法避免会受到一定的高剂量照射。当邻近组织器官受到高剂量照射后，会在治疗期间和治疗后一段时间内出现急性损伤，如急性牙龈水肿、牙髓炎症。如果治疗前有坏牙没有提前处理，那么这些急性损伤就会因原有的坏牙而加重。此外，在治疗后较长一段时间后会出现晚期的损伤，其中颌骨（尤其是下颌骨，通常所说的长下牙的骨头）有可能出现放射性坏死，这种骨坏死除了与接受照射的剂量相关，还与是否有坏牙以及放疗后过早地进行坏牙和颌骨的处理相关。因此，为了降低和避免急性损伤或放射性骨坏死的发生，在放疗前需要先拔除口腔内的坏牙。

85. 鼻咽癌患者放疗期间合并症怎么处理？

有些癌症患者可能会合并有其他疾病，如心脏病、高血压、甲亢、糖尿病等，这些合并的疾病多是常见病，并不稀奇。因此有合并症的癌症患者也不必紧张，这些疾病都有办法得到控制，在得到良好控制后，合并症不影响癌症的放疗。同时，治疗过程中医生会时刻关注这些疾病的控制情况；作为患者，也要谨记定期服用治疗合并症的药物，并及时向医生反映变化情况。

86. 合并有糖尿病的患者会增加放疗的风险吗？

糖尿病是一种常见病，很多患者在诊断癌症时合并有糖尿病，部分患者已经有几年糖尿病病史了，也有部分患者是初次发现患有糖尿病。那么，糖尿病会影响放疗的效果吗？会增加放疗的副作用吗？一般来说，糖尿病不会影响放疗疗效。首先，糖尿病是可控制的，很多糖尿病患者患病多年，但一直控制很好；其次，即使是初次发现患有糖尿病，医生也有办法将血糖控制在正常范围内。所以，合并有糖尿病的癌症患者不必担心。

糖尿病患者的正常组织对放疗更敏感些，所以放疗反应可能稍微重一些。医生在治疗过程中会密切关注患者的反应，并及时给予积极的处理，保证患者能够顺利完成治疗。购买了血糖仪的患者，可以增加血糖监测的次数和频率，及时了解血糖控制情况，并及时与医生沟通，协助控制好血糖。

87. 什么是放疗的定位？

放疗的前提是，需要明确肿瘤位于身体的哪个部位，其周围有哪些正常组织器官，以及这些正常结构和肿瘤组织是怎样的相对位置关系？其中哪些组织器官是非常重要的，是必须保护的？患者采用什么样的体位比较舒服，而且符合放疗的要求，用什么装置固定能够保证患者在每次治疗时的位置一致？这些就是定位的过程中需要解决的问题。

定位的方法有两种，一种是常规模拟机定位，一种是CT模拟机定位。常规模拟机定位的患者需照射部位的正、侧位影像；而CT机模拟定位获得的是患者需照射部位的断层图像，再经过计算机处理后，可以获得整个需照射部位的三维立体图像，非常逼真地还原肿瘤和周围组织的关系。现在大多数放疗中心采用CT模拟机定位方法。

88. 放疗定位前患者需要做哪些准备?

（1）鼻咽癌患者通常需要进行增强CT、增强MR定位，请患者定位前先确认无造影剂过敏，无CT和MR禁忌证[1]。

（2）患者在定位当天需由家属陪同，且尽量不要再安排其他检查，例如PET/CT、MRI增强扫描、ECT等。

（3）糖尿病患者需提前24小时停用二甲双胍。

（4）患者应穿着舒适的衣服，尽量不要佩戴项链和耳环；女士如果因头发过长、发量过多影响固定效果，可考虑剪女士短发。

（5）定位时间较长，如果患者因疼痛认为自己很难坚持，可以口服常服用的镇痛药物，但最好提前和医护人员沟通好，保证药物作用的时间能够完成定位。

（6）定位过程中如果感到焦虑，可以和医生谈话，但不要扭动身体，扫描过程中不要做吞咽动作。

89. 放疗定位为什么需要用体膜固定?

在鼻咽癌放疗模拟定位过程中使用体膜固定的目的主要是确保患者在治疗期间能够保持相对稳定的头颈部位置。这对于精确照射肿瘤、最小化对周围正常组织的影响至关重要。使用体膜固定可以稳定头颈部位置、减少姿势变化、提高治疗的复现性、降低对周围正常组织的风险以及提高患者的舒适度。总体而言，使用体膜固定是为了确保治疗的准确性和效果，从而提高鼻咽癌放疗的治疗精度和安

---

1 禁忌证：指不适宜于采用某种诊断或治疗措施的疾病或状况。

全性。

90. 放疗定位时需要其他辅助固定装置吗？

在鼻咽癌放疗模拟定位时，除了体膜固定，有时医疗团队还可能使用其他辅助固定装置。以下是一些可能的辅助固定装置。

（1）头枕：是一种支撑患者头部的装置，通常用于确保头部的稳定性。它可以定位头颈部的特定位置，并在整个治疗过程中维持其相对位置不变。

（2）面罩：是一种个性化制作的装置，用于覆盖患者的头颈部，并与治疗台连接固定。面罩可以确保患者的头颈部相对固定，有助于提高治疗的精确性。

（3）颈托：是一种用于支撑患者颈部的装置，可以帮助限制颈部的运动。这有助于减少治疗过程中头颈部姿势发生变化，以提高治疗的准确性。

（4）个性化模具：对于一些复杂的情况，医疗团队可能会使用个性化制作的模具（如口含器等），以确保患者在治疗期间能够保持稳定的头颈部位置。这些模具通常根据患者的头颈部形状进行定制。这些辅助固定装置的目标是提供额外的支撑和稳定，确保在治疗期间能够最大限度地减少患者头颈部的移动。

91. 放疗定位需要注射增强剂吗？

在鼻咽癌放疗靶区勾画和计划设计中，增强剂的使用有助于凸显肿瘤边缘，提高淋巴结的可见性，显示血管和血流情况以及提高对比度。因此无特殊情况（如造影剂过敏，无法行CT或MRI，24小时内口服过二甲双胍等）下，建议鼻咽癌患者在定位时注射增强剂，帮助医生更清晰地识别肿瘤和周围正常组织，从而更准确地勾画出治疗的目标靶区。

92. 放疗的机器有哪些？

高能X射线和电子线由直线加速器产生，γ射线最常用的是由放射性核素钴-60产生，质子或重离子束流由质子加速器、重离子加速器或质子重离子同步加速器产生。目前大多数医院配备的是直线加速器，但随着制造技术和计算机控制技术的进步，直线加速器产品实现了不断更新。目前国内规模较大的肿瘤放疗中心都配备有能够实现调强放疗和图像引导功能的调强放疗设备，能够为患者提供高质量的放疗。

93. 治疗肿瘤的放疗技术有哪些？哪些是现代主流的放疗技术？

鼻咽癌的放疗技术通常与其他头颈部癌症一样，采用一系列现代化的方法以提高治疗效果并减少对周围正常组织的损伤。以下是在鼻咽癌治疗中常见的放疗技术：二维放疗技术、三维适形放疗技术（3D-CRT）、调强放疗技术（IMRT）、旋转调强放疗技术（VMAT）、螺旋断层放疗（TOMO）、质子治疗、重离子治疗等。目前除社会经济条件欠发达地区外，二维放疗技术已很少使用。在选择具体的放疗技术时，医生会根据患者的具体情况、病变位置和大小、肿瘤的期别等因素进行评估，以制订最合适的治疗计划。

94. 三维适形放疗技术指的是什么？

CT模拟机以及相应的计算机技术的问世开创了三维适形放疗技术。所谓三维，就是通过CT模拟机扫描所需要治疗的部位，将获得的CT图像传输到治疗计划系统，在治疗计划系统中的CT图像上，将肿瘤和需要保护的正常组织一层一层勾画出来。在同一层CT图像上，我们需要勾画所有的肿瘤组织和正常组织（这一过程通常被称作画靶区）。对一个头颈部肿瘤来说，需要勾画的层面有上百层，每一层上又有好多种不同的结构需要勾画，医生需要花大量的时间才能完成。完成靶区勾画后，需要物理师重建图像，也就是利用计算机技术，把勾画完靶区后的CT图像重建成一个虚拟的人体图像，同时勾画好的靶区（包括肿瘤区域和正常组织）在这个图像上也得以立体重建，可以从各个方向上观察肿瘤与正常组织的关系，有了空间的概念，所以我们称其为三维放疗技术。这个称呼还差了"适形"两个字，也就是说还需要做"适形"的工作，这就需要比二维放疗技术先进的加速器了。这种加速器控制X射线的设备由铅门准直器变成了多叶光栅，也就是说，加速器产生的射野形状由二维放疗技术产生的单一长方形或正方形变成了不规则的形状，这样就可以在三维方向上与形状本就不规则的肿瘤（照射范围）相匹配了，再通过计算机计划系统算出各个照射野需要的照射时间和照射剂量。因此，这种技术被称为三维适形放疗技术。由此看出，三维适形技术比二维技术更先进也更复杂，所以其对定位设备、加速器、放疗从业人员以及治疗计划系统的要求也大大提高。三维放疗技术由于适形度增加，使肿瘤能够获得所需的控制剂量，治疗肿瘤的疗效得以提高，同时对正常组织的保护也优于常规放疗技术。

与常规放疗技术相比，三维适形放疗技术是放疗的一大进步，但仍存在一些缺陷。主要体现在以下几个方面。

第一，我们通常把需要照射的范围划分为三个区域：肿瘤区域、肿瘤周围邻近区域和可能出现转移的区域。对这三个区域而言，需要照射的剂量是不同的，三维适形放疗技术不能同时给予这三个区域不同的剂量，所以需要分三个阶段来完成。然而，后一个阶段势必会对前一个阶段产生影响，这种影响对肿瘤治疗和正常组织保护都是存在的。

第二，三维放疗技术的照射野方向的确定，只能由物理师和医生根据肿瘤和正常组织的相对关系以及治疗经验来进行确定，选择的照射方向可能不是最理想的。

95. 什么是调强放疗技术？

调强放疗技术主要为针对上述三维适形放疗技术中存在的两个主要问题。调强放疗需要高级计算机控制加速器的多叶光栅的每一个叶片，在治疗过程中这些多叶光栅的叶片可以独立运动，在一次治疗完成之后，可以同时给予不同区域所需要的不同剂量，这就是剂量强度调节，简称"调强"，同时，适形在该技术中是基本条件。

有了能够做调强适形放疗的加速器，还需要解决照射野方向的问题，这需要功能强大的计算机计划系统，从各个方向上进行计算，并从中挑选出最佳的照射野方向，这叫逆向调强放疗计划。也就是说，先确定肿瘤治疗的剂量，让计算机帮助选择治疗的最佳照射野方向以及各个方向上的最佳剂量。由此可以看出，调强放疗技术比三维适形放疗技术要求更高，肿瘤所接受的照射剂量分布更加适形，更容易得到足够的控制剂量，同时对正常组织的保护也更好，患者获益也更多。

96. 调强放疗治疗鼻咽癌的优势是什么？

调强放疗的好处体现在两个方面：①肿瘤的照射剂量能够尽可能满足控制肿瘤的要求；②能够降低对正常组织的照射剂量，正常组织损伤减轻，有利于提高患者生活质量。

不同的肿瘤从调强放疗中获益的程度并不相同，以上这两个方面的权重也不一样。当以肿瘤控制为主要权重时会考虑尽可能提高肿瘤接收的放射剂量，但当保护正常组织的价值更为重要时，则会考虑降低肿瘤的放射剂量。医生们会从患者的需求及肿瘤的具体状况出发综合考虑，目的就是使患者得到最好的肿瘤治疗疗效和造成最小的正常组织损伤。

97. 当地医院放疗科不能开展调强放疗怎么办？

如果鼻咽癌患者所在的当地医院放疗科不能开展调强放疗，下面有一些可能的解决方案。

（1）自行寻找其他医疗机构：患者可以考虑自行寻找附近或更远的大型医疗机构、癌症中心或大学医院，这些机构通常拥有更先进的放疗设备和技术，包括调强放疗技术。

（2）与医生协商转诊：患者可以与当地医生协商，请求转诊到有能力提供调强放疗的医疗机构。医生可能会提供帮助，确保患者能够获得最适当的治疗。

（3）远程会诊：在一些情况下，医生可能会通过远程咨询会诊提供意见，以便患者可以在所在地接受基础治疗，同时获取更专业医生的建议。

总而言之，当面对这种情况时，患者及其家属应该与主治医生进行深入的讨论，了解可行的选择，并寻求医生的建议。在整个治疗和决策的过程中，与医疗团队保持沟通是非常重要的，以确保患者能够获得最合适的治疗。

98. 调强放疗为什么准备时间较长？

调强放疗技术先进，但也非常复杂，对设备和医生都有很高的要求。调强放疗是非常精确的治疗，即哪里有肿瘤就照射哪里。因此，医生需要花大量的时间和精力去明确哪里有肿瘤，这需要具备高超的技术和丰富的经验。

首先，医生需要花时间对患者的病变部位的CT、MRI、PET/CT等图像进行仔细的阅读、测量，以明确肿瘤生长所在部位，所破坏的结构和组织。

其次，在肿瘤的范围和淋巴结转移的情况得到明确以后，医生确定需要照射和保护的部位，也就是医生通常说的勾画靶区，这也是一项费时费力的工作。医生需要在患者的定位CT图像上勾画靶区，并在每一层上把需要照射的肿瘤组织、需要保护的正常组织都勾画出来，有时在一个层面上需要勾画十几处组织结构，这也需要大量的时间。

最后，当靶区勾画完成后，需要物理师根据医生的要求设计出照射方案，即放疗计划，这个过程中有上万个参数需要进行处理，即使利用非常先进的计算机计算一遍也需要几十分钟，而一个计划通常需要计算很多遍。例如，针对高要求的计划，物理师会先对同一患者制订十个以上的计划，然后从中选出最优、最满意的计划再供医生评价和进一步选择。在最好的计划被物理师和医生选中后，还需要先在人体模型上检验，并进行剂量检查，观察是否与计划所显示的效果相同，这个过程叫计划验证，只有通过了验证的计划才能用于患者治疗。由此调强放疗技术的先进性和复杂性可见一斑，就不难理解为什么需要等待的时间较长了。只有将靶区画准确，计划做精准，才能收到最佳的治疗效果。中国有句古话"磨刀不误砍柴工"就很形象地说明这种等待是非常必要的。

99. 螺旋断层放疗系统和其他放疗机器有什么区别吗？

螺旋断层放疗系统（TOMO）是一种放疗设备，与其他放疗机器相比具有一些不同的特性。

首先，TOMO采用螺旋式辐射递送系统，这意味着辐射源（通常是线性加速器）围绕患者旋转，同时辐射束以螺旋形式递送，可以通过非等中心、逐层调强的方式照射覆盖整个靶区。这种递送方式有利于实现更好的剂量分布，而传统的技术可能需要等中心多个方向的照射来达到整个肿瘤的覆盖，无法做到逐层调强，因此在剂量分布的均匀性方面不如TOMO。

其次，TOMO通常集成了图像引导治疗技术，允许医生在治疗期间实时监视患者的位置，并进行必要的调整，以确保准确照射到肿瘤。而其他放疗机器可能需要单独的图像设备来进行治疗期间的位置验证。

最后，TOMO可以逐层扫描，相比于容积旋转调强放疗，能治疗头脚方向的更长的靶区，尤其对全脑全脊髓照射这种超大靶区具有非常大的优势。

但由于螺旋式递送，TOMO的治疗时间相对较长，且设备维护的成本相对更高。需要注意的是，不同的放疗机器有各自的优势和适用场景，选择使用哪种技术通常会根据患者的具体情况和医生的推荐来决定。

100. 什么是质子重离子放疗？

质子重离子放疗是新兴的放疗方式，它们都利用带电粒子实现癌症治疗，其中质子是带有正电荷的基本粒子，重离子是带电的重离子，通常是碳离子或氦离子。相比于传统的X射线治疗，这两种方法拥有其独特的优势。其特点是在穿过组织时具有一定的穿透深度，并在达到一定深度后释放大部分能量，形成剂量分布的"布拉格峰"。这种特性使得质子和重离子能够更精确地照射肿瘤，最小化对周围正常组织的损伤。相比质子，重离子在穿过组织时可释放更多能量，使得治疗更加精确，同时减少对周围正常组织的损伤。这两种治疗方法都在朝向特定深度释放最大能量的过程中实现了更精确的照射，相比于传统的X射线治疗，能够更好地保护周围正常组织。然而，这也面临着设备成本高、体积大、操作复杂等挑战，因此在一些地区可能并不普及。

101. 质子重离子放疗有哪些优缺点？

优点：①质子在穿透组织时释放能量的特性使得它们能够更精确地照射肿瘤，最小化对周围正常组织的损伤；②重离子释放更多的能量，具有更高的生物学效应，有助于提高治疗效果；③两者都具有精确的辐射剂量分布，可以更好地控制肿瘤区域的辐射，在治疗深部肿瘤或接近关键结构的肿瘤时，可以更好地保护周围正常组织；④由于减少了对正常组织的辐射暴露，理论上可降低患者第二原发肿瘤的风险。

缺点：①质子和重离子放疗设备的建设和运营成本相对较高；②设备体积通常比传统放疗设备更大，需要更多空间；③需要强大的医生和物理师团队的支撑。这些可能使得它在一些地区并不容易获得，往往需要占用更多的医疗资源。

102. 哪些鼻咽癌患者适合做质子或重离子放疗？

以下是一些可能适合考虑质子或重离子治疗的鼻咽癌患者的情况。

（1）深部肿瘤和复杂形状：质子或重离子治疗对于治疗深部、大型或形状复杂的鼻咽癌可能更为有效，因为两者能够提供更精确的辐射剂量分布。

（2）靠近关键结构的肿瘤：如果鼻咽癌紧邻头颈部的关键结构，如脑干、脊髓或视神经，质子或重离子治疗可以提供更好的定向性，减少对这些结构的辐射剂量。

（3）儿童患者：由于儿童患者对辐射的敏感性较高，质子治疗通常被考虑为更安全的选择，能够减少对周围正常组织的损伤，提高患者长期生存质量。

（4）需要较高生物学效应的肿瘤：鼻咽癌中一些病理类型可能对高生物学效应的辐射更为敏感，而重离子治疗可以提供较高的生物学效应，有望提高治疗效果。

（5）再程放疗：如果鼻咽癌是复发性的，而且曾接受过放疗，质子或重离子治疗可被考虑为一种备选方案，因为它对正常组织的保护更有优势。

103. 什么是磁共振引导放疗？它相比传统图像引导放疗有何优势？

磁共振引导放疗（MRgRT）是一种将磁共振成像与放疗相结合的创新医疗技术。这种方法允许医生实时引导和监控放疗，以更准确地照射肿瘤，并最大限度地减少对周围正常组织的损伤。MRgRT的关键特点包括：实时成像、动态调整治疗计划、适用于多种癌症、精准定位以及提高治疗安全性和效果。总体而言，磁共振引导放疗是放疗领域的一项创新技术，它通过磁共振成像的高分辨率引导实现了精准、个体化放疗。

104. 哪些鼻咽癌患者可以考虑做磁共振引导放疗？

磁共振引导放疗可能对一些鼻咽癌患者更为适用，以下是一些可能适合进行磁共振引导放疗的鼻咽癌患者情况。

（1）肿瘤位置复杂：如果鼻咽癌位于头颈部的复杂位置，特别是靠近关键结构如脑干、眼部等，磁共振引导放疗可以提供更高的定位精度，减少对周围正常组织的损伤。

（2）肿瘤移动性较强：如果肿瘤在治疗过程中有较强的移动性，磁共振引导放疗的实时成像能够帮助医生准确追踪肿瘤位置，并在治疗中调整计划，确保辐射剂量准确照射到肿瘤区域。

（3）需要自适应治疗：随着治疗的进行，鼻咽癌周围的组织可能发生变化，需要动态调整治疗计划。磁共振引导放疗允许医生结合实时成像技术进行自适应治疗，以确保治疗的精确性。

（4）对周围正常组织保护要求高：由于鼻咽癌通常位于头颈部，邻近许多关键结构，对周围正常组织的保护显得尤为重要。磁共振引导放疗的高分辨率成像技术有助于最小化对正常组织的损伤。

（5）需要提高治疗精度和安全性：对于那些需要更高治疗精度和安全性的患者，磁共振引导放疗提供了一种更先进的治疗选择。

（6）患者能长时间平躺配合：磁共振引导放疗要求患者平躺较长时间，通常适合于能保持平躺姿势30分钟以上的患者。

（7）医疗资源相对充足的单位：相比传统图像引导技术，自适应放疗技术要求占用更多的医疗资源，因此对于治疗次数少、总时间短的患者比较合适。

105. 放疗靶区勾画是怎么一回事？

调强放疗的靶区勾画的目的是确定肿瘤的部位、易被肿瘤侵犯的部位、可能被侵犯和转移的部位、必须重点保护的组织和结构、需尽可能保护的组织和结构、因肿瘤关系必须或可能会被损伤的组织和结构，以上是临床需要仔细思考和决定的关键问题。这个过程最能体现医生的水平和临床经验，是决定治疗成败的关键，所以医生通常会在这个环节花费很多的精力和时间，需反复比对CT、MRI、内镜检查以及临床查体的情况，在CT定位图像上仔细斟酌，确保不遗漏肿瘤并尽可能保护正常的组织。

106. 放疗计划设计是怎么一回事？

简单地说，放疗计划设计就是物理师根据医生针对鼻咽癌治疗时提出的肿瘤需要接受的剂量、比较危险的区域所需要的剂量、正常组织需要保护的程度等要求，利用高级计算机辅助，并制订出符合这些治疗要求的方案的过程。

107. 鼻咽癌放疗总治疗时间需多长？具体如何安排？

调强放疗鼻咽癌需要做30～33次，放疗通常每天做一次，每次5～10分钟左右（TOMO或磁共振加速器治疗用时更久），每周做5次，然后休息两天。其目的是在肿瘤得到杀灭的同时，正常组织有时间得以部分恢复，使得放疗能够顺利进行。所以，总体放疗时间为6周到6周半。

108. 什么是放射增敏剂？

决定肿瘤放疗疗效的因素非常多，其中很重要的一点是肿瘤对放疗的固有敏感性，即肿瘤本身对放射线敏感还是抗拒。尽管肿瘤放射敏感性与肿瘤可治愈性并不能画等号，但通常来讲，放射敏感性差的肿瘤局部控制率差，局部控制不好，肿瘤转移的机会也会增加，总体疗效就会下降。

放疗医生和放射生物学家一直在努力解决如何预测肿瘤的放射敏感性和如何增加肿瘤的放射敏感性这两个问题。能够增加肿瘤放射敏感性的物质都叫放射增敏剂，真正意义上的放射增敏剂是单独应用时对肿瘤没有杀伤作用，联合放疗应用时能够增强放疗对肿瘤的杀伤作用。目前，最有效的增敏剂是氧气，尽管大气中含有丰富的氧气，但要利用它来增加肿瘤的放射敏感性仍然比较困难，目前还没有一套成熟和实用的方法来利用它。放射生物学家和核辐射防护学家也发现了一类能够增加肿瘤的放射敏感性的药物，目前临床上常用的有甘氨双唑钠。放射增敏剂联合放疗能够增加肿瘤放射敏感性，提高肿瘤局部控制率。临床上还有应用化疗药物来增加肿瘤放射敏感性的方法，但化疗药物不是真正意义上的放射增敏剂。

109. 什么情况需要用放射增敏剂？

放疗对肿瘤局部的控制效果受多因素影响，与肿瘤的大小、肿瘤的血液供应情况、肿瘤的生长环境、肿瘤对放射线的敏感性以及肿瘤的生长方式（如外形）有关。一般来讲，肿瘤体积大、肿瘤血供差（具体体现可能在 CT 或 MRI 检查的图像上，显示有肿瘤坏死，或者淋巴结中心坏死，周边强化）、肿瘤呈浸润性生长等，将对放射线敏感性较差。另外，还有些肿瘤标志物能够部分反映肿瘤对放射线的敏感性，如表皮生长因子受体高表达等。在这些情况下，可以考虑使用放射增敏剂。放射增敏剂联合放疗能够增加肿瘤放射敏感性，提高肿瘤局部控制率。

110. 放射增敏剂有什么不良反应？用放射增敏剂有什么要求？

目前常用的放射增敏剂有甘氨双唑钠，其副作用不多，相对较安全，常见的副作用为皮疹和瘙痒，但发生率比较低。放射增敏剂要求在放疗前使用，一般要求在放疗前1～3小时从静脉输入，并在30分钟内输完，然后开始放疗。

111. 什么是热疗？什么情况下需要做热疗？

热疗就是通过各种加热技术和方法，使肿瘤组织温度升高到一定程度，达到杀死肿瘤细胞的目的。现在局部热疗的方法主要是微波热疗仪。

热疗分为局部热疗、区域热疗以及全身热疗。热疗主要的作用机制是利用热能使肿瘤细胞的蛋白质变性，致使肿瘤细胞功能丧失而死亡。同时还有研究表明，肿瘤内乏氧细胞对热疗比较敏感，而对放疗比较抗拒，因此放疗联合热疗可以提高乏氧细胞的杀死率。热疗通常需要和其他治疗如放疗和/或化疗联合应用，才能较好地提高疗效。如鼻咽癌最常用的是局部热疗，主要用于颈部淋巴结较大的患者，与放疗联合应用，促进淋巴结消退，提高肿瘤的控制率。所以，对于颈部有较大淋巴结的患者，尤其是淋巴结质地较硬以及CT或MRI提示有淋巴结坏死的患者，放疗联合热疗获益较多。腹部肿瘤尤其是存在腹膜转移、种植[1]的患者，可以采用腹腔热灌注加化疗的方法。对于深部软组织肿瘤，可以采用深部热疗仪配合放化疗的方法。

112. 热疗和放疗怎么配合？

单纯依靠热疗治疗肿瘤的疗效比较差，热疗需要和放疗或化疗联合应用，才能获得更好的疗效。热疗可在放疗前或后进行，一般热疗和放疗间隔要求小于1小时。由于肿瘤细胞对加热有耐受能力，在接受一次热疗后的短时间内，再次做热疗会疗效下降甚至没有疗效。为了去除肿瘤细胞热耐受对疗效的影响，2次热疗的间隔时间需要在48小时以上。因此，热疗一般每周2次，如周一和周四，或周二和周五，与放疗或化疗配合进行。

113. 皮肤破损还能做热疗吗？

热疗的实现需要通过加热装置与皮肤进行接触，才能传导热量至肿瘤组织。当皮肤破损后，局部皮肤对温度的敏感性会变差，感受不到温度的高低，很容易造成局部皮肤和软组织损伤。因此，皮肤破损一般不宜做热疗。

114. 为什么要进行治疗中期疗效评价？

肿瘤放疗的疗效与几类因素有关系。第一类是肿瘤本身的因素，

---

1 种植：体腔内器官的恶性肿瘤侵及器官表面时，瘤细胞可以脱落，像播种一样种植在体腔内其他部位而形成的转移性肿瘤病灶。

比如肿瘤分期的早晚、肿瘤生长方式、所破坏的结构，肿瘤与重要的组织（如脑干、脊髓、眼睛、视神经等）之间的关系，肿瘤对放疗和化学治疗的敏感性等。第二类是患者因素，比如患者的身体强健与否、年龄、有无合并症、能否耐受放疗。第三类就是治疗相关因素，比如治疗的位置准确与否？剂量是否足够？另外就是放疗是否有调整的可能。

上述影响疗效的几类因素中，对于一个具体的患者来说，第一类和第二类都基本上是固定无法改变的。但是第三类的治疗因素则是动态调整的，那么在放疗本身上有哪些可以影响疗效的因素呢？

简单地讲，影响因素包括三个，即总剂量（控制肿瘤需要的剂量）、分次剂量（每天照射多少剂量）和总的治疗时间（治疗天数）。他们的关系是总剂量＝分次剂量×治疗天数，从这个关系来看，如果总剂量确定了，其余两个因素中只要有一个发生变化，另一个就需要随之改变。总剂量与肿瘤的期别、大小（体积）有关，通常在治疗前会被确定好。

那么，分次剂量的大小对肿瘤的影响关系有多大？值不值得调整？调整的依据是什么？一般来讲，放射抗拒的肿瘤分次剂量大一点的效果要好些，当然不能无限大，太大了会伤及周围正常组织。

怎样判断肿瘤对放疗抗拒或是敏感？目前还没有绝对准确的办法在治疗前就能预测，但有些方法可以作为参考。那怎么办呢？有一句话说得好"实践是检验真理的唯一标准"。当肿瘤治疗了一段时间后，医生可以根据肿瘤缩小的情况判断其是否敏感。因此，为了保证放疗的调整及时可行，中期复查就显得非常重要了。在放疗4～5周时进行中期检查，能够帮助医生确定是否需要调整单次剂量，甚至能够帮助医生提前判断治疗结束时是否会有肿瘤残存，以及是否需要增加照射剂量。

还有一种情况，肿瘤在治疗前非常大，而且对放疗比较敏感，从每周一次的体格检查中能够初步看出来肿瘤的明显消退。这种情况更有必要进行中期疗效评价，甚至更早些进行疗效评价。因为这些影像学的评价能够辅助医生判断是否需要缩小照射范围，可以帮助医生更加准确地照射肿瘤，更好地保护正常组织，从而使患者获得更好的疗效和高品质的生活质量。

115. 怎么自我检测放疗的效果？

对患者来讲，最关注的就是肿瘤对放疗是否敏感？治疗效果好不好？那么在治疗过程中，有没有办法自我检测疗效，让自己心里有底呢？

对不同的肿瘤，患者能够自己判断的程度是不一样的，对看得见、摸得着的，患者比较容易进行自我判断，如转移的颈部淋巴结。对那些位置深，查体看不到的肿瘤，患者进行自我判断比较困难。患者可以尝试采用以下方法帮助判断治疗效果，当然最终的判断仍然需要医生来确定。

最主要的方法是根据症状的变化来判断治疗是否有效。比如，患者最初是因为什么原因（即主要症状）去医院看病的，这些症状在治疗后有没有变化？如果有变化，说明治疗起作用了。以如下情况为例，患者因为鼻涕带血来看病或其他不适症状合并有鼻涕带血，在治疗后鼻涕带血减少或消失；有的患者因为耳鸣、听力下降来就诊，在治疗后耳鸣减轻，听力恢复；一开始鼻塞的患者，在治疗后通气，不堵了；有头痛的患者，在治疗后头痛减轻或消失；曾经看东西时的重影症状消失；颈部包块明显变小等，都能反映治疗有效。每一点进步和改善，患者都能够体会、了解，从而增强治疗的信心。当然，具体疾病需要具体分析，最终需由医生作出判断。

116. 鼻咽癌患者放疗期间需要做化疗吗？

鼻咽癌是对放疗敏感的肿瘤，也是对化疗敏感的肿瘤。早期鼻咽癌患者，通过放疗完全能够治好，不需要化疗。局部晚期的鼻咽癌，由于肿瘤负荷大，与周围重要组织的关系密切，为避免不可接受的严重并发症发生，肿瘤的剂量可能不足够，导致其控制率下降。局部晚期鼻咽癌单纯放疗疗效5年生存率为50%左右，为了进一步提高疗效，美国以及其他鼻咽癌高发地区等开展了很多临床研究，结果显示：对局部晚期的鼻咽癌患者，在放疗的同时给予含有顺铂的化疗，5年生存率可提高到75%左右。因此，在目前的治疗方案里，推荐给予局部晚期的鼻咽癌同期放化疗。

117. 放疗期间可以联合靶向药物治疗吗？

分子靶向药物治疗肿瘤具有非常强的特异性，它可以针对肿瘤细胞发生、发展及生长过程中的特定分子靶点对肿瘤细胞起杀伤或抑制作用。但由于调控肿瘤细胞生长和肿瘤细胞特征的位点特别多，呈网络状，因此，大部分分子靶向治疗药物在单用时，其治疗肿瘤的有效率仅有15% ~ 30%。目前，大部分临床研究证明，分子靶向治疗药物与放疗和/或化疗联用能起到较好的效果。因此，放疗期间可以联合使用有效的分子靶向治疗药物。

118. 鼻咽癌放疗期间可以采用免疫治疗吗？

免疫治疗是一种通过调整患者自身免疫系统来攻击癌细胞的治疗方法。在鼻咽癌的放疗期间，有时可以考虑使用免疫治疗，但具体的决策会受到多种因素的影响。

（1）治疗目标：目前免疫治疗通常被用于治疗一些晚期或复发的癌症。如果鼻咽癌是初期且局部可控，可以首选其他治疗方式。

（2）放疗方案：放疗方案的选择和计划也可能决定是否可以同时进行免疫治疗。医生会综合考虑不同治疗的相互影响。

（3）患者的整体健康状况：免疫治疗可能引发一些免疫相关的副作用，因此患者的整体健康状况也是考虑的因素之一。在决定是否在鼻咽癌放疗期间使用免疫治疗时，最好与专业医疗团队进行深入的讨论。医生将根据患者的具体病情、治疗目标和患者整体状况，制订最合适的治疗计划。免疫治疗的可行性和效果通常需要在个体化的基础上进行评估。

119. 放疗鼻咽癌的疗效如何？

鼻咽癌对放疗敏感，一直以来，鼻咽癌的治疗效果都很好，有了调强放疗后，不但疗效进一步提高，而且毒副作用明显减少。严重的口干现象几乎见不到了，大多数口干症状都在放疗后 1 ～ 2 年内就可以恢复到正常或能够耐受的水平，患者不需要每天都带着水壶了。我国治疗鼻咽癌较多的各大肿瘤中心数据显示，鼻咽癌放疗后 5 年总体生存率在 82% ～ 85%，早期鼻咽癌患者 5 年生存率在 95% 以上，疗效非常不错。

120. 鼻咽癌的病理类型与放疗疗效有关系吗？

鼻咽癌的病理类型中绝大部分是鳞癌，而且是非角化性，所以病理类型和分化程度对预后的影响不像其他肿瘤如肺癌、食管癌那么明显。

121. 鼻咽癌患者在放疗结束时还有肿瘤残存怎么办？

鼻咽癌放疗结束后，大约有70%的患者的肿瘤可以完全消失，这个疗效的判断是结合治疗末期的鼻咽及颈部MRI、颈部超声、鼻咽腔镜检查[1]后由主治医生作出的判断。放疗后肿瘤的缩小到消失，需要一定时间，这与几个因素有关：

（1）肿瘤的大小，即医生通常说的肿瘤负荷。肿瘤越大，消退的时间越长，就好像大小不同的冰坨，在阳光下照射时，其融化速度不一样。

（2）放射线对肿瘤细胞的杀死机制。放疗杀死肿瘤细胞的机制在医学上叫分裂性死亡，也就是说，肿瘤细胞受到致死性的放射后，癌细胞不是立即死亡，它要经过很多次分裂后才能把死亡效应显现出来。这有点像在高速公路上飞驰的汽车，在踩了刹车后，仍然需要滑行一段距离后才能停下一样。所以能反映放疗近期疗效的最佳时间点在放疗结束后3个月左右。因此，治疗结束后，如果有肿瘤残存，也

1　腔镜检查：利用人体天然形成的通道或通过微小切口将特殊的腔镜器械导入人体内进行的检查，如膀胱镜检查、宫腔镜检查、腹腔镜检查等。

不要太着急，医生会根据检查结果为患者提供判断和建议。对于一些小的肿瘤残存，观察一段时间后就可以完全消失，不需要进一步治疗；对于较大的肿瘤残存，医生会根据情况为患者提供进一步治疗的建议。

122. 鼻咽癌患者放疗结束时MRI检查报告显示有肿瘤残存怎么办？

鼻咽癌患者放疗结束时都会进行头颈部MRI检查，有时报告会显示"鼻咽局部黏膜仍有增厚，强化明显，考虑肿瘤残存，请结合临床"等词语。有的患者看了后认为肿瘤没有治好，对此非常紧张，寝食难安。

在这种情况下，患者最好向医生咨询，医生会帮助患者判断是否确有肿瘤残存。如果确定有肿瘤残存的话，医生会根据肿瘤残存病灶的大小，为患者提供合理的治疗建议。

影像学检查非常重要，诊断科医生根据组织的信号改变来判断是否有肿瘤，但治疗后的患者通常会出现黏膜炎、鼻咽局部充血明显，甚至有伪膜形成、分泌物附着等情况，这些原因均会导致影像学表现上的异常，对影像医生的判断造成一定的影响。所以，最好由临床医生结合临床查体、影像学表现、影像学报告、腔镜检查的图像来综合判断是否确有肿瘤残存。有时医生会告知患者，不是肿瘤残存，注意观察即可；如果有小的残存病灶，一般不要紧，观察一段时间，看其是否进一步消退；如果有比较明显的肿瘤残存，医生会为患者提供进一步的治疗方案。

123. 为什么要尽量避免放疗中断？

放疗的时间安排是周一到周五连续治疗5次，周六、周日休息，这是有计划的安排。这样的安排有以下三个好处。

（1）肿瘤组织受到连续5次的放疗后，能够累积足够的杀伤效果。

（2）休息两天，受损伤的正常组织得以修复，正常组织的修复能力和恢复速度比肿瘤组织要强和快，休息两天再开始新的一轮治疗能减轻正常组织的损伤。

（3）在休息的两天内，治疗的机器得到很好的检修，保证其良好的性能。

除了这种计划性的休息，在治疗中不建议更多的休息导致治疗中断。也就是说，要避免一切非计划性的治疗中断。为什么呢？主要是非计划性的中断治疗，会导致总的治疗时间的延长，这种治疗时间的延长会导致肿瘤局部控制率的下降。主要原因是肿瘤具有以下特性：在肿瘤细胞被杀死到一定程度时，肿瘤细胞会出现比原来生长速度更快的情况，医学上叫肿瘤细胞的加速再群体化，以前叫加速再增殖，从字面上可理解成肿瘤细胞生长更快。这个时间点大多在放疗开始后的第21天以后，而这个时间也是鼻咽癌患者出现口腔黏膜炎、咽痛、进食受影响等副作用时。有的患者希望能够多停一段时间放疗，待症状减轻点再继续治疗，但基于肿瘤的生物学行为，不赞成中断放疗，在积极处理这些副作用的同时，坚持按计划完成放疗，以保证疗效。

124. 放疗过程中患者会出现哪些身体反应？

放疗过程中，身体出现的反应有全身反应和照射局部反应两种。全身反应包括恶心、食欲下降、疲乏，有时候会引起血象的下降。局部反应与照射部位相关，如头颈部肿瘤会出现口干、口腔黏膜溃疡、吞咽疼痛、皮肤反应等。胸部肿瘤照射可能会出现肺炎、气管炎、食管炎等。腹部肿瘤照射会出现恶心、呕吐、腹痛、腹泻等症状。具体病变不同，照射范围不同，患者身体情况不同，出现的反应不同，轻重程度也不同，不能一概而论。

125. 放疗期间白细胞减少怎么办？需要停止放疗吗？

放疗期间白细胞下降的情况比较常见，但多数患者白细胞下降的程度都比较轻微，而且下降过程也比较缓慢，对治疗的影响较小。还有些患者在放疗前或放疗期间同时接受化疗，这种情况下对血象影响较大，有时会出现Ⅲ～Ⅳ度的骨髓抑制（包括白细胞、血红蛋白或血小板的降低），白细胞可能会减少到较低水平。这种情况下，医生会给予药物治疗，患者同时也要加强营养供给，尽快恢复白细胞或血小板的水平，纠正贫血等。当出现Ⅳ度骨髓抑制时，需要暂时停止放疗，在骨髓功能恢复后再进行放疗。

126. 放疗期间需要使用减轻辐射损伤的药物吗？

目前，减轻辐射损伤[1]的药物较少，有些药物会具有减轻放疗损伤的作用，可以考虑适当使用。但由于不同疾病照射部位不同，损伤的类型和机制也存在差别，需要具体疾病具体分析，请患者咨询主治医生。

127. 放疗期间患者可以做运动吗？

可以做适当的运动，原则是以运动后不感到疲劳为宜。放疗期间很多患者会感觉乏力，如果放疗前或放疗期间联合化疗，治疗的不良反应导致患者的食欲和进食量减少乃至出现营养不良，那么患者的乏力感觉可能更加显著，此时建议减少运动量，不要勉强坚持运动。

128. 鼻咽癌患者放疗中最常见的急性反应是什么？

鼻咽癌患者放疗过程中，最常出现的是口腔黏膜炎和皮肤炎。口腔黏膜炎在治疗的第2周末或第3周开始时出现，也就是出现口腔内的黏膜破溃，导致局部疼痛，特别在喝水、进食时会出现疼痛加重的现象，严重时还会影响睡眠，此时需要给予患者镇痛药物和相关处理。口腔黏膜炎有个自我修复的过程，在出现口腔黏膜炎后2周左右，患者会有疼痛减轻的表现；但再过1周，疼痛又会加重。这是因为口腔黏膜有修复能力，但修复的黏膜又被放射线损伤，导致一个波动状态。

1　辐射损伤：指由电离辐射所致的急性、迟发性或慢性的机体组织损害。

相比于口腔黏膜炎，放射性皮肤炎出现的时间要稍晚一些，最初表现为颈部皮肤发红，随后出现干性脱皮[1]，皮肤表面出现鳞屑，再往后可能会出现皮肤的轻度脱皮或破溃，最常发生在皮肤的皱褶部位。出现这些反应是正常的，在放疗结束后便能够完全修复好。治疗过程中，医生会给予相应的处理，尽可能减轻这些反应和相关的症状。

129. 鼻咽癌患者放疗中还有什么急性反应？

鼻咽癌患者放疗过程中，还会出现以下急性反应，比如急性腮腺炎、口干。①急性腮腺炎发生率不高，通常会在放疗后的几个小时到几天内出现，表现为腮腺区（耳朵下方的面部）肿胀，一般为轻度，有的人表现比较重，出现脸部的明显肿胀和疼痛。医生会根据患者情况给予相应处理，一般很快会恢复。②口干出现也比较早，甚至有患者第一次放疗后就能明显感到口干。这是因为腮腺受到照射后，腮腺分泌唾液的能力下降所致。腮腺对放射线非常敏感，常规放疗技术照射时，第一周腮腺的分泌量会下降50%。调强放疗条件下，腮腺可以得到相应的保护，口干的情况会明显优于常规放疗技术，但患者仍然能够感觉到口干的发生，通常在治疗后3个月得到较好的恢复。

130. 鼻咽癌患者放疗中口腔和舌头上出现白色斑块，应做何检查？

患者在放疗时，口腔和舌头上可能出现白色斑块，这表明口腔可

1　干性脱皮：指皮肤的轻度放疗反应，表现为受到照射部位的皮肤出现鳞屑样的表皮脱落，脱落处皮肤干燥，没有渗出。

能出现了真菌感染，需要与放疗导致的溃疡相鉴别。正确的做法是：使用清水或生理盐水漱口，由医生无菌采集白斑部位的黏膜进行直接真菌涂片或真菌培养，检测其是否有念珠菌的感染。如检测结果为念珠菌感染，对症用药即可。

131. 放疗不良反应可以预防和减轻吗？有何办法？

放疗的不良反应分为早期反应（急性反应）和晚期反应，与照射的部位、剂量、范围以及是否联合同期化疗有密切关系。放疗不良反应的发生与术后皮肤会留下瘢痕、化疗时会有相应的不良反应一样，非常常见，是机体对外部刺激的一种正常反应，并不奇怪，也不可怕，所以患者不必紧张。

放疗科医生在为患者治疗时，除了追求最佳的肿瘤控制效果，同时也会特别关注如何降低放疗不良反应、提高患者的生活质量。通常会采取先进的放疗技术，准确设定治疗范围，对正常组织进行很好的保护，把不良反应发生的概率和严重程度降至最低。在治疗过程中，医生也会给予相应的处理和支持治疗，减轻放疗的不良反应，以保证绝大多数患者能够顺利完成放疗。放疗的急性反应如白细胞减少，可给予升白细胞药物；放射性皮炎，可给予皮肤保护剂，如表皮生长因子局部喷涂；口腔黏膜炎，可给予加强口腔护理以及适当的医疗干预等。这些措施都会减轻患者症状，帮助其平稳地完成放疗。针对一些晚期反应，如肌肉和皮下组织的纤维化等，可以通过加强功能锻炼，进而预防和减轻不良反应发生及其严重程度。

132. 对鼻咽癌患者有什么办法可以减轻放疗中的口腔反应吗？

鼻咽癌放疗中出现口干、口腔黏膜炎非常常见，这与口腔卫生密切相关。因此，患者需要保持口腔处于非常良好的卫生状态，吃完任何东西，均需进行漱口。同时，对于放疗带来的黏膜炎，以菊花、麦冬、胖大海、生地等中药作茶叶，泡水服用，可起到减轻放疗副作用的效果。

133. 皮肤和黏膜反应在放疗结束后还会持续多久？

照射部位涉及皮肤和黏膜的放疗，如头颈部肿瘤、食管癌、肺癌、胃肠道肿瘤等部位的放疗，放疗期间及放疗后患者通常会出现皮肤反应以及口腔、食管、胃肠道黏膜反应。在治疗结束时，反应可能会处于比较严重的时期，而且在放疗结束后还会持续一段时间，如下几个非常重要的因素会影响反应持续时间。

（1）黏膜溃疡的范围和深度：放疗结束时如果黏膜溃疡范围较大，疼痛比较明显，比如医生告知患者是Ⅲ度的黏膜反应，通常持续的时间会在2周以上。

（2）放疗同时合并其他抗肿瘤治疗，如化疗、靶向治疗、免疫治疗等。现在局部晚期鼻咽癌放疗时大多合并同期化疗，有时还会联合靶向治疗或免疫治疗。同期化疗的第三疗程通常在治疗的最后3天才完成，治疗结束时它对黏膜的损伤尚未完全体现出来；而且，放疗同期合并化疗的患者的黏膜的反应程度比单纯放疗更严重。因此，放疗同期合并其他抗肿瘤治疗的患者可能在治疗结束时最严重的黏膜反应还没有表现出来，在治疗结束后有可能继续加重。这种情况下，在治疗结束后2周仍然是比较严重的时候，一般需要1个月甚至更长的时间才能好转。

（3）基础营养状态和合并症：营养不良、合并糖尿病都会导致放疗的局部不良反应修复延迟，从而表现为反应的持续时间延长。在这段时间里，需要按照治疗期间的注意事项进行口腔黏膜和皮肤的护理，积极补充营养，促进黏膜和皮肤的修复。

134. 放疗有什么样的后遗症？

放疗能够杀死肿瘤细胞、治愈某些癌症，但放射线必须穿透正常组织才能到达肿瘤细胞。很显然，放射线肯定会同时损伤正常组织，导致一定的后遗症或副作用，但其实这并不奇怪，也不可怕。放疗会有什么样的后遗症呢？它的发生与哪些因素有关？可以预防和避免吗？或者可以减轻它的程度吗？头颈部放疗常见的后遗症主要有口干、张口困难、颈部变硬、颌面部肿胀及放射性龋齿等，这些症状比较常见，它们的发生与放疗剂量和照射体积密切相关。在现代放疗条件下，这些后遗症的发生率都明显下降。张口困难、颈部变硬能够通过锻炼杜绝其发生或减轻其程度。当然，有些晚期患者，肿瘤组织与重要器官相邻近，即使未达到控制肿瘤的放射剂量，这些重要器官也会受到较严重损伤，如影响视力，脑组织损伤导致记忆力下降，脑干和脊髓也可能出现损伤而导致比较严重的后遗症。当存在这些情况时，医生会与患者交流，告知其可能出现的后遗症及其带来的风险、发生的概率、严重程度，在控制肿瘤和减轻后遗症两个方面都进行充分的考虑，选择合适的治疗方案，来达到治疗效果和生活质量的最佳平衡效果。

135. 鼻咽癌患者放疗后为什么出现口干？

人体有三对大的唾液腺，分别是腮腺、颌下腺和舌下腺。腮腺位于耳朵下方的脸部，是最主要的唾液分泌器官，正常情况下，腮腺一天分泌的唾液达到1500ml，能够保证口腔处在湿润状态。鼻咽癌患者在接受放疗时，腮腺组织不可避免地受到射线照射，腮腺细胞受到损伤，其分泌唾液的功能就会下降。此外，由于腮腺组织对放射线非常敏感，常规放疗一周后，腮腺分泌量就可下降50%，腮腺接受放射剂量在50Gy以上时，腮腺功能将完全丧失。常规放疗年代，腮腺受到的照射剂量与肿瘤剂量一样，大大超过其耐受剂量，因此所有的患者都会出现口干，出门时少不了带上水壶。而调强放疗技术能够较好地保护腮腺，患者口干的程度明显减轻，部分患者经过一段时间后，腮腺分泌功能基本上都能恢复。

136. 鼻咽癌患者接受调强放疗后出现口干还能缓解吗？

放疗是鼻咽癌的主要治疗手段，通过常规放疗鼻咽癌时，腮腺组织受到高剂量照射，其分泌唾液的功能会受到不可修复的损伤，因此，几乎所有接受过放疗的鼻咽癌患者都会出现口干症状。经过常规放疗年代，我们已经明确腮腺照射剂量与唾液分泌功能的关系。在现代调强放疗技术条件下，放疗医生能够对腮腺的照射剂量进行个体化限制，在保证使肿瘤得到控制的剂量的同时，尽最大可能来保护腮腺组织。对于早期病变，绝大部分患者的腮腺将得到很好的保护，大部分患者在治疗后2～3个月，口干的症状就能得到很好缓解或消除。即使是对中晚期鼻咽癌患者，由于局部病变大或者是转移淋巴结肿大而且与腮腺靠得近，在满足肿瘤控制的前提下，腮腺组织照射剂量也比常规放疗时低得多，腮腺组织也得到了最大限度的保护。因此，口干症状在放疗后会得到很大程度的缓解，严重口干患者的发生率很低，绝大部分患者都能耐受。

137. 鼻咽癌患者接受放疗后为什么要进行张口锻炼？怎么做？

由于鼻咽癌组织位于头部的中央，放疗想要控制肿瘤，射线就必须透过周围的正常组织，这其中就包括控制张口运动的肌肉和关节。这些肌肉和关节受到一定放射剂量的照射后，会出现纤维化，使得肌肉的伸展性降低，关节的活动度受到限制，进而导致患者出现张口困难的情况。纤维化严重时会导致嘴无法张开，不能进食，医学上叫牙关紧闭症，严重影响患者进食和说话。张口困难的出现会经历较长时间，是一个渐变的过程。在进行放疗的2个月左右的时间里，张口困难的情况还无法用肉眼看出，张口程度的变化也不明显，但该症状会在不知不觉中逐渐发生，一旦发生，恢复就不太可能了。因此在治疗中和治疗后均需进行张口练习，以降低张口困难发生率和减轻严重程度。在现代调强放疗技术条件下，放疗的医生和物理师能够对张口肌肉和关节的照射剂量进行很好的限制。张口锻炼的通常做法是将热水瓶的软木塞或用胡萝卜削成一个楔形体，塞在牙齿之间，张口的程度以让自己觉得有一定难度但又能够承受为宜，并在上面咬出一个位置标记，每次都保证嘴巴张开到同样大小，每天练习2～3次，每次5～10分钟，已有张口受限症状的患者需要增加练习的次数和每次的时间。

138. 放疗期间患者不想进食怎么办？

放疗的全身反应包括食欲下降，也就是说不想吃饭，严重时见到饭菜就想吐，这种情况在单纯放疗时较为少见。有些患者在放疗过程中需要接受化疗，这会加重全身反应，食欲下降的表现更加显著。而且，鼻咽癌的放疗期间还会发生味觉改变，表现为患者品尝食物的味道异常（如吃任何食物都是咸味）或完全没有味道，这也进一步导致患者食欲下降。这种情况下，首先需要从思想上战胜自己，树立克服困难的信心；其次，医生会给予改善食欲、减轻放疗/化疗副作用的药物；最后，经常变换食物的种类和口味，从感官上增加食欲。

139. 鼻咽癌患者放疗中一日三餐应如何安排？

与常人平时所用膳食基本相同，每日三餐，主要适用于饮食不受限制，体温正常或接近正常，消化功能无障碍及恢复期的患者。膳食原则为热量和营养素含量必须达到每日膳食供给量的标准；能量摄入保证每日2200～2600kcal；蛋白质供给要求优质蛋白为40%以上；食物品种应多样化；食物分配比例也应合理，通常早餐为25%～30%，中餐为40%，晚餐为30%～35%。

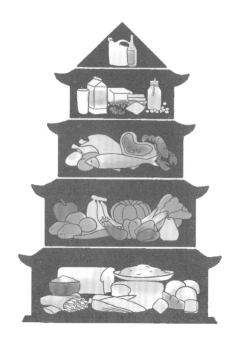

140. 放疗结束后需要继续使用减轻辐射损伤的药物吗？

如果放疗反应比较严重，可以考虑继续使用一段时间减轻辐射损伤的药物。如患者皮肤、皮下组织出现纤维化，可考虑使用一段时间伽马干扰素以减轻纤维化的程度。

141. 鼻咽癌患者放疗后复发了该怎么办？

鼻咽癌放疗后复发，需要弄清几个问题：原来属于什么期别？第一次放疗的技术和肿瘤接受的剂量，正常组织和危险器官受到的照射剂量，复发的情况，局部病变晚不晚？有没有合并其他部位转移？此次复发距放疗的时间是多长？有没有合并症？放疗后的后遗症明显不明显？然后根据具体情况决定下一步怎么办。

对于放疗后短时间（＜2年）复发的患者：

（1）如果病变比较早，手术没有难度，可以考虑手术治疗，手术后可考虑行化疗和/或分子靶向治疗。

（2）如果病变比较晚，手术有难度，可以先行化疗和/或分子靶向治疗，控制局部肿瘤进展，使得控制时间尽量延长后，再考虑行第二程放疗。

对于放疗后间隔时间＞2年复发的患者：患者局部病变较晚，可以考虑进行第二程放疗。

142. 什么样的患者不能耐受根治性放疗？

在以下两种情况下，医生会认为患者不能耐受根治性放疗[1]。

（1）患者的自身情况差，患者体能状况评分小于60分。

（2）患者伴有严重的内科疾病，而且这个疾病本身比肿瘤对生命更具有威胁时，比如严重的心脑血管疾病等。

143. 临床上常用什么放射性药物治疗骨转移？

目前我国应用于治疗骨转移的放射性药物主要有两种。其中一种是长效的放射性治疗药物二氯化锶（$^{89}SrCl_2$），用于骨转移早期、骨髓储备能力正常的患者。一般一次注射二氯化锶4mCi，起效时间为14～28天，治疗效果持续时间为12～26周；骨痛复发的病例可以重复进行治疗，2次给药间隔时间一般是3个月，镇痛率为

1　根治性放疗：能达到治愈肿瘤的目的，患者接受放疗后有希望获得长期生存的结果。

74% ～ 91%。

另一种是短效的放射性治疗药物 [153] 钐-乙二胺四甲基磷酸（[153]Sm-EDTMP），用于骨转移进展期、骨痛严重、骨髓储备不足的患者。一般一次注射 [153]Sm-EDTMP 1m Ci/kg，起效时间为 2 ～ 7 天，治疗效果持续时间为 4 ～ 8 周；骨痛复发的病例可以重复进行治疗，2 次给药间隔时间一般是 1 个月，镇痛率为 65% ～ 92%。

144. 哪些患者适合接受放射性药物治疗？

一般可使用放射性药物治疗骨转移的患者需要符合下列要求：①临床、病理及各种影像诊断确诊的骨转移癌；②核素骨显像显示骨转移癌有放射性浓聚[1]；③骨转移癌所致的骨疼痛，药物治疗、放疗、化疗无效者；④白细胞不低于 $3.0×10^9$/L，血小板不低于 $90×10^9$/L，血红蛋白不低于 90g/L；⑤预计患者生存期 > 3 个月。

145. 哪些患者不宜接受放射性药物治疗？

符合下列情况不考虑为患者做放射性药物治疗：①妊娠及哺乳期的妇女；②白细胞低于 $3.0×10^9$/L；③血小板低于 $90×10^9$/L；④严重的肝肾功能不良；⑤骨显像显示病灶无放射性浓聚。

146. 放射性药物治疗骨转移有哪些常见的副作用？

放射性药物治疗骨转移最常见的副作用是骨髓抑制，表现为白细

1　放射性浓聚：指病变部位摄取放射性药物高于正常组织。

胞、血小板或血红蛋白降低。治疗后骨髓抑制发生率为20%～50%，但可以恢复，一般在12周内即可恢复到治疗前水平；5%～10%的人会出现反跳痛，即给予放射性药物治疗后患者出现短暂的疼痛加重，一般发生在给药后5～10天，可持续2～4天，对症进行镇痛治疗后能好转。

147. 放疗有痛苦吗？

放疗每次治疗时间3～10分钟（TOMO，磁共振加速器治疗时长稍长一些）。在放疗前，治疗技术员会为患者进行治疗摆位，患者要尽量放松。当治疗摆位确定后，患者会单独留在治疗室内接受放疗。治疗期间，技术人员会在隔壁房间，通过闭路电视仔细观察患者的情况。如有需要（不适症状如憋气、心悸等），患者可以通过对讲机和技术员通话；如果体位固定后讲话不方便，患者可以通过将腿抬高、举起手臂、按压报警按钮等方式引起技术员的注意，技术员会立刻来帮助患者。整个治疗过程没有特殊的痛苦，与做CT检查差不多。

148. 患者在放疗期间外出应注意什么？

因照射区皮肤非常敏感，患者在外出时应注意防晒（戴帽子、遮阳伞），尽量避免强烈的阳光曝晒；天气寒冷外出时请注意保暖。放疗后照射区域的皮肤会比以前脆弱得多，需要长期特别呵护。

149. 照射区域的皮肤可以贴膏药吗？

照射区域禁忌贴膏药，因为在揭去膏药时会造成局部皮肤的破损，严重时可能不得不中断放疗。

150. 照射区域的皮肤可以热敷吗？

患者放疗期间，照射区域的皮肤是不能热敷的，因为皮肤的辐射损伤表现与灼伤有相似之处，热敷将会加重皮肤的损伤。

151. 颈部做放疗的患者能戴围巾吗？

颈部放疗区域的皮肤最好是暴露，尽量不戴围巾。如果冷天去户外时，可以临时使用，并且要选择非常柔软的、丝滑的围巾，回到室内后就不要再戴围巾了。

152. 照射区域的皮肤可以用手按摩吗？

在治疗期间，颈部等照射区域是不能进行按摩揉搓的，这样会加重局部的皮肤反应。即使是治疗结束后的按摩也需待照射区域的皮肤完全恢复后，在医生的指导下进行。

153. 照射区域皮肤会发生哪些变化?

放疗期间,照射区皮肤因射线影响会出现一定的放疗反应。其反应程度与照射剂量、照射面积、部位及个体差异等因素有关。一般在放疗开始2～3周出现,接受治疗范围的皮肤会变红,情况与晒太阳后反应一样;皮肤出现干燥、发痒、轻微红斑,毛发会有脱落。随着放疗继续,症状会逐渐加重,如色素沉着、干性脱皮、红斑区皮肤疼痛等;部分患者发展为皮肤皱褶处出现湿性脱皮。不过,患者不用过于担心,在放疗开始前,医生和护士会向患者介绍照射区皮肤保护的相关知识,以避免放疗中因护理不当而引发严重的皮肤反应。

154. 如何保护照射区域皮肤?

保持照射区皮肤清洁干燥,减少物理及化学性的刺激;可用清水温和地清洗;不要用碱性肥皂,更不能按摩和用力揉搓;避免使用酒精、碘酒、胶布及化妆品;避免冷、热敷的刺激;充分暴露照射部位的皮肤,不要覆盖或包扎;如出现瘙痒,患者不要抓挠,避免人为因素加重反应程度,医生会根据具体情况指导患者使用放射性皮肤保护、促进皮肤修复的相关药物;当皮肤出现脱皮或结痂时,请不要撕剥,让结痂自然脱落;剃毛发时建议使用电动剃须刀,避免造成局部损伤。

155. 患者在放疗期间可以洗澡吗?

如果病情允许,放疗期间是可以洗澡的。但要注意水温不能太热，选用温和无刺激的浴液。照射区皮肤不要用力搓揉或刮擦，保持清洁、舒适，维持皮肤完整性。

特别提醒患者注意：医生在放疗定位时，需要在部分患者皮肤上画上标记线，以确保每次放疗定位的准确性。所以这个标记非常重要，患者一定不可以擦掉！如果标记变浅或模糊，请及时告知主治医生，由医生为患者标画清晰，切勿自己尝试描画。

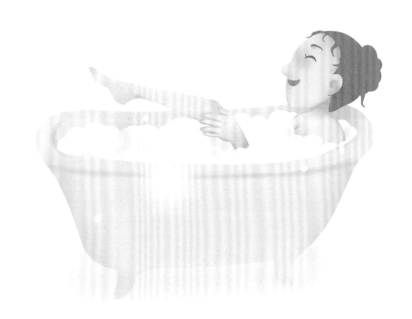

156. 放疗结束后照射区域内皮肤还要保护吗？

放疗所引起的皮肤损伤，部分患者的皮肤反应在放疗结束1～2周内最严重，随后会逐渐恢复，但是需要一定时间；放疗引起的皮肤色素沉着不需要特殊处理，但是放疗结束后仍需要好好保护照射区域内的皮肤。恢复时间的长短根据患者病变的情况、对医生建议的依从性等不同而不同，并且个体差异也较大。一般情况下，在局部皮肤的颜色恢复正常前，都应该注意保护。

157. 放疗期间口腔黏膜反应有什么表现？

当放疗引起的口腔黏膜反应出现后，患者会感觉口腔干燥，味觉改变，食物咀嚼、吞咽不顺；随照射剂量逐渐增加，有一部分患者会出现口腔溃疡和疼痛；由于唾液分泌减少，口腔自洁能力下降，容易发生龋齿及口腔感染。因此，放疗期间对于口腔黏膜的护理的主要目标是——维持口腔黏膜完整、清洁、舒适，预防龋齿发生，保持最佳营养状态。

158. 出现口腔黏膜反应后要如何护理？

维持口腔清洁舒适。经常用清水或淡茶水漱口湿润口腔，注意水分补充，增加饮水频次；保持室内相对湿度；患者在每次进食后需要以漱口水漱口消毒，清除口腔内食物残渣，保持良好的口腔卫生，预防感染和龋齿发生；维持口腔黏膜完整，减少刺激。

患者的饮食宜细软、易咀嚼和吞咽；避免坚硬和刺激性食物；刷牙最好使用细小柔软的牙刷；酒精和烟草会刺激口腔黏膜，应避免饮酒和吸烟。

159. 放疗期间口腔疼痛影响进食怎么办？

医生会根据患者的情况，给予患者预防及治疗口腔溃疡的药物，从而起到保护口咽黏膜、消炎镇痛、促进溃疡愈合的作用；雾化吸入可以帮助患者口咽湿润、化痰消肿；按时服用医生给予的镇痛药，可以减轻进食不适的症状和感觉。一般而言，放疗结束后口腔反应会逐渐好转。

如果患者口腔反应较重，也不要担心，医生会通过静脉滴注为患者补充机体所需的营养物质和能量。口腔、咽部、颈段食管部位接受放疗的患者，建议尽早采用鼻饲饮食或胃造瘘的方法，以弥补经口进食困难造成的营养不足。

160. 如何对鼻咽进行冲洗？

患者是否需要进行鼻咽冲洗，应听从医生的意见。如确需做鼻咽冲洗，请掌握如下方法。

（1）取坐位，头向前倾，不要讲话，张口呼吸，将冲洗器一侧管口放入一侧鼻孔，使得水流缓慢流入鼻腔，并从对侧鼻孔及口腔流出。

（2）先冲洗较为通气的一侧鼻孔，然后同法冲洗对侧鼻孔，每天1～2次。

（3）冲洗液：通常使用温盐水或碳酸氢钠溶液（小苏打水）500ml，水温37℃左右；如果鼻腔分泌物多、黏稠，可以用0.5%过氧化氢（双氧水）冲洗，并用氯霉素眼药水或糜蛋白酶滴鼻腔。

（4）冲洗液不要下咽，冲洗完毕要漱口。提醒患者注意：冲洗时水流不要过猛或水压力太大，以免诱发中耳炎。

161. 放疗期间对服药和饮水有什么建议？

放疗期间应多饮水，无肾功能不全的患者，每天最好饮水

2000 ～ 3000ml，有助于体内代谢废物的排出；也可以将水果、蔬菜榨汁饮用；进餐及服药前、后，饮少量温水润滑口咽和食管，以免药物或食物粘附在咽部或食管表面；吞咽片剂有困难时，可以将药片研成粉后用水冲服（缓释片剂型、植物提取物等一般不可溶于水）；如果患者正在服用某些药物（包括中药和保健品），请向患者的主治医生汇报，放疗开始后是否需要继续服用，应听从医生的建议。

162. 接受头颈部放疗患者的头发长短有要求吗？

如果患者需要接受头颈部的放疗，在放疗计划制订前，医生会在模拟机下为患者确定好体位，为患者制作一个专用的体位固定面罩，在以后每次治疗时用于体位固定，以保证放疗的准确性。因此，面罩合适与否非常重要，建议患者在进行治疗前期的准备时，把头发理成喜欢的发型，在整个放疗期间，发型上不要做太大的改变。建议男士在放疗时保持平时的短发；女士发量大、头发长可能会影响固定的准确性，在放疗前建议修剪为女士短发。

163. 放疗会引起脱发吗？

头颈部放疗患者，接受放疗范围内的毛发会发生脱落，通常在治疗开始1 ～ 2个星期后逐渐出现。因病变部位、采用的照射技术和个体差异，脱发的表现也不尽相同，大部分脱发只是暂时的，患者不用担心，一般治疗结束后毛发会逐渐生长，部分患者也会表现出局部头发不长。

164. 头部放疗患者应该戴帽子吗？

脑瘤或其他头部肿瘤放疗患者，在放疗期间，如不外出，建议不要戴帽子。因为放疗区域的皮肤以暴露为宜，戴帽子特别是不透气的化纤材料的帽子可能会使照射区域内的头皮出现"小疹子"，而导致瘙痒。

165. 放疗期间为什么要经常称体重？

头颈部放疗的患者由于疾病本身以及放化疗反应，而影响进食或进食量明显下降，首先表现的是患者体重下降。体重下降可能预示着营养摄入不足，有可能导致贫血、低蛋白血症等，直接影响治疗效果；另外，体重下降对治疗的精度也有较大影响，特别是做调强适形放疗的患者，放疗要求的精度非常高，体重下降将导致固定面罩松动，固定效果变差，进而影响治疗效果。所以，如果出现体重下降，应该注意饮食结构，不能只吃素食和淀粉类食物，这样会使营养状况恶化，建议多摄入肉类、蛋类、奶制品。

166. 放疗期间可以进行体育锻炼吗？

放疗期间患者可以适当参加体育锻炼。每个人的喜好和身体状况各异，应根据自己的身体条件和爱好进行适当的活动，不建议在治疗期间进行超出自身承受能力范围的剧烈运动，否则不利于治疗的顺利完成和身体健康。

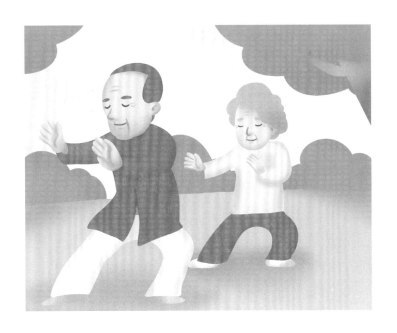

167. 头颈锻炼操有何作用？

对于接受头颈部放疗的患者，尤其是颈部清扫术后患者，容易出现头颈部软组织纤维化、放射性颞颌关节障碍等晚期反应。这是由于放疗后照射区内关节硬化，肌群、软组织发生萎缩及纤维化，头颈锻炼操能有效地放松肩颈部肌群，减少相关不良反应的发生，患者可在放疗医务人员指导下正确开展锻炼。

168. 鼻咽癌患者放疗后在家期间应注意哪些问题？

（1）保护照射区域内的皮肤：禁用刺激性皮肤清洁剂，尽量避免曝晒；禁止抓挠、热敷等物理刺激，皮肤发生破损时请及时就诊，防止感染。

（2）保持口腔卫生：进食后要漱口；每天最少刷牙2～3次，并使用含氟、钙牙膏；每年最好洁齿1～2次；三年之内最好不拔牙，如必须拔牙，应向牙科医生说明放疗史，并在拔牙前后各使用3～5天抗生素；发生口腔感染时，需及时就诊。

（3）注意鼻腔鼻咽腔护理：保持鼻腔和鼻咽腔清洁（可用眼药水局部消炎，定期使用鼻咽冲洗器冲洗鼻咽腔）、湿润（干燥季节可使用加湿器，必要时可在医生指导下使用薄荷滴鼻剂等滋润剂）；保持房间湿润，经常通风，避免感冒及中耳炎。

（4）坚持功能锻炼：张口训练可在医生指导下进行，通过持续性和爆发性张口锻炼，减少放疗后部分患者张口困难的情况；在进行颈部运动、点头及摇头锻炼时，幅度不宜过大。以上功能锻炼需持之以恒。

（5）均衡饮食：建议采用高蛋白、高纤维素、高维生素、低脂肪的均衡健康饮食，饮食无特殊禁忌；建议戒烟戒酒。

（6）注意工作、生活合理安排：如果病情稳定，可在休息一段时间后正常工作，但注意不能过于劳累；可做适宜、适量的运动，体育锻炼强度不宜过大；正常的性生活不会对疾病造成不利的影响；避免熬夜等不良习惯，保持良好的心情和体力。

（7）定期复查：2年内每3个月复查一次，3～5年内每半年复查一次，5年以后每一年复查一次。如有需要，可随时就诊。

（8）注意自查：放疗急性反应减退后，可自查是否有颈部肿块，是否有骨固定点压痛（呈进行性加重）。如果有异常表现，建议及时就诊。

169. 放疗后有坏牙可以拔除吗？

放疗后口腔唾液腺分泌功能减弱，分泌唾液量减少、黏稠，口腔微环境发生改变，便于细菌繁殖。此外，放疗对牙槽骨及其供血血管造成的损伤，可导致放射性龋齿发生。如果治疗前口腔卫生差，坏牙未做好处理，放疗中口腔清洁处理不够认真，营养支持差，放疗后就会经常出现口腔感染，也会增加龋齿发生概率，严重者可能出现牙齿根冠断裂。当放疗后出现坏牙时，建议向专业牙科医生告知以前做过放疗，谨慎分批拔掉患齿，拔牙前应进行常规抗炎，拔牙中、拔牙后需注意抗炎，同时以漱口水配合使用。

170. 放疗中营养支持为什么特别重要？放疗中什么食物不能吃？

放疗的时间长，照射的组织多，特别是口腔黏膜、咽部的黏膜比较脆弱，对射线很敏感，因此在头颈部放疗过程的早期就会出现黏膜炎，引起口腔疼痛、吞咽疼痛，严重影响患者进食，进而导致体重下降。头颈部放疗的其他不良反应还包括味觉改变、食欲下降，这些情况都会使患者进食量减少或营养吸收能力变差，导致营养不良。营养不良的危害非常大，主要表现在以下几个方面：①由于进食量减少，营养不够，身体合成红细胞、血红蛋白的原料减少，会出现贫血；贫血会引起血液运送氧气的能力下降，肿瘤会因此而缺氧，而缺氧的肿瘤细胞对放射线非常抗拒，影响疗效。②由于营养不够，身体抵抗力下降，易被感染、患感冒等，会出现发热甚至高热，需要中断放疗，影响疗效。③身体抵抗力和免疫力下降后，抵御肿瘤细胞侵袭的能力下降，容易出现远处转移，总体治疗效果变差。④由于营养不良，会出现体重下降，体重下降后，肿瘤与周围正常组织的相对关系会发生改变，会导致肿瘤和正常组织的放疗剂量与原计划的剂量不一致，使肿瘤控制率下降或正常组织损伤加重。因此，接受放疗的患者在治疗过程中以及治疗后一段时间（急性反应恢复期）的营养支持非常重要，患者一定要克服困难，尽可能保持体重。放疗过程中，对患者食物的种类没有特殊要求，以高蛋白、易消化和易吸收的食物[1]为主，一般忌食辛辣食物。对头颈部、胸部肿瘤等患者，要求食物软，不宜吃带骨和坚硬食物，以免损伤口腔或食管黏膜，加重放疗反应。

171. 放疗过程中营养支持有哪些手段？

放疗过程中的营养支持非常重要，营养支持有哪些方法呢？营养支持包括经胃肠道营养支持（肠内营养）和经静脉营养支持（肠外营养）两种途径。首选营养支持途径是肠内营养，也就是充分利用健康的胃肠道来进行消化和吸收，这样可获得全面、足够的营养；经静脉营养支持提供的营养成分并不全面，往往需多种输液成分搭配，不仅费用高、输液时间长，而且长期进行静脉营养输入会导致静脉炎等不良反应。因此，应用经胃肠道营养支持的比较多，其中口服的营养液体制剂或粉剂包括安素肠内营养粉剂（TP）、瑞能肠内营养乳剂（TPF-T）、瑞素肠内营养乳剂（TP）等。这些口服营养液相比静脉输液来讲，比较经济、适用。然而，在头颈部放疗过程中，患者会出现放射性黏膜炎、咽炎等不良反应，即使是口服营养液，有时也很难吞咽，导致肠内营养摄入量不足，不能满足身体的营养需求。针对这样的患者，我们推荐采用鼻饲管或胃造瘘的方法保证其营养供应。其中鼻饲管的方法对接受头颈部肿瘤放疗的患者并不优先推荐，主要原因如下。

1　高蛋白、易消化和易吸收的食物：主要包括巧克力、酸奶、蛋白粉、豆腐、鱼肉等食物。

（1）鼻饲管管径小，只能输送液态的营养液，否则容易堵管，不能提供足够和全面的营养。

（2）鼻饲管与肿瘤以及正常组织间会发生摩擦，有可能导致出血或者加重黏膜炎。

（3）放疗时间长，鼻饲管每天都会受到照射，可能会加速其老化和断裂。

现在胃造瘘技术非常成熟，可以在胃镜下完成，损伤小、恢复快，留置的胃管管径大小合适，可以将患者平时所吃的食物用搅拌器打成匀浆后，通过胃管打入患者的胃内，利用自身的胃肠功能，摄入足够且全面的营养，完全可以保证患者体重不下降、不出现贫血等症状。在治疗结束后，口腔黏膜炎好转，患者能够从口进食时，就可以拔除胃管，拔管也非常容易，造瘘口很快就可以愈合，对身体影响非常小。故建议接受头颈部放疗且吞咽困难的患者采用胃造瘘的方法保证营养的供应。

172. 若放疗前置入了营养管，影响放疗效果吗？

通常情况下，置入的营养管对放疗的疗效没有影响，而且，由于置入了营养管，营养供应得到了保证，患者身体情况会改善，抵抗力会增强，有提高疗效的潜在作用。对于鼻咽癌患者而言，建议优先考虑采用胃造瘘来解决营养不良问题，不主张行鼻饲管，主要原因有三点：①鼻饲管管径小，不方便食物的注入；②鼻饲管必须通过鼻咽，而鼻咽处生长着肿瘤，鼻饲管长期与肿瘤接触摩擦，有增加鼻咽肿瘤大出血的可能性；③放疗时间长，鼻饲管日复一日会受到辐射照射，可能会加速其老化和断裂。

173. 放疗后还能喝酒吗？

很多肿瘤的发生都与酗酒有关，尤其是头颈部肿瘤，如口腔癌、口咽癌；消化道肿瘤如食管癌、胃癌、肝癌等与酗酒的关系更为密切。肿瘤治疗后，恢复饮酒，使得原先刺激肿瘤发生的因素又重新起作用了，会增加肿瘤复发的可能性，甚至增加发生其他肿瘤的可能性。因此，肿瘤患者治疗后应该戒酒。

174. 放疗后患者在日常生活中需要注意什么？

肿瘤患者接受治疗后的日常生活中应注意以下几点。

（1）保持良好的心态和积极的生活态度，相信自己能够康复和彻底战胜肿瘤。

（2）保持良好的生活习惯，正常作息，不过度疲劳。

（3）适当锻炼，强度以不感到累为原则。

（4）加强功能锻炼，比如头颈部肿瘤患者治疗结束后应该练习张嘴、转头；乳腺癌患者治疗后应加强上肢功能锻炼等。

（5）定期到医院进行复查。

175. 接受放疗期间能和亲人接触吗？

肿瘤不是传染病，不会传染给周边的人，体外照射的放射线以及后装治疗的放射线不会在患者体内存留，也不会有辐射污染的情况发生。接受放疗的患者可以和亲人接触，而且和亲人在一起，会让患者内心感受到亲情，充满温暖和力量，增加其战胜疾病的信心。

（二）化 学 治 疗

176. 什么叫化学治疗？

　　化学治疗简称化疗，也称肿瘤内科治疗。化疗是指用化学合成药物治疗肿瘤的主要方法之一。化疗是一种"以毒攻毒"的全身治疗方法。这类药物主要基于肿瘤细胞较正常细胞增殖更快的特点，通过直接破坏肿瘤细胞的结构或阻断细胞增殖过程中所需的物质来达到杀伤肿瘤细胞的目的。因此，化疗对正常细胞和机体免疫功能等也会产生一定程度的损伤，可导致机体出现不良反应。

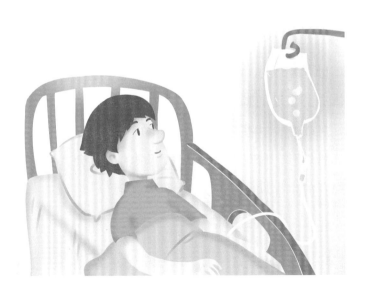

177. 鼻咽癌化疗的类型有几种?

（1）同期化疗（同步化疗）：放疗的同时做化疗，是鼻咽癌中最常见的化疗类型。同期化疗的主要作用是化疗作为放疗的增敏剂，使放疗杀灭肿瘤效果更好，最大限度地杀伤肿瘤细胞。化疗与放疗同步开始、同步结束。

（2）诱导化疗：在放疗前做的化疗叫作诱导化疗。一些鼻咽癌体积大，或转移到颈部的包块特别多、位置特别低，这样的鼻咽癌出现其他器官转移如肝转移、骨转移、肺转移的概率大，行诱导化疗可降低出现其他器官转移的概率。需要强调的是，诱导化疗周期不能过多，一般为2～3周期，否则将影响放疗开始的时间，最终影响疗效。

（3）辅助化疗：放疗后为进一步巩固治疗效果做的化疗。鼻咽癌复发风险高的患者在完成放疗或同步放化疗后，在身体状况允许的情况下适当做一些化疗，可进一步巩固疗效，降低复发的机会。需要强调的是，辅助化疗不是每位患者都需要做，一般用于复发风险高的患者，在身体有所恢复的基础上，于放疗后1～4个月内开始做。

（4）姑息化疗：一些患者出现了其他器官广泛转移的情况，如广泛肝转移、骨转移、肺转移等，失去了根治的机会，采用化疗减轻症状、延长患者的生存期，称为姑息化疗。

178. 什么叫诱导化疗，常用的诱导化疗方案有什么?

诱导化疗又叫新辅助化疗，是指手术或放疗前使用的化疗。在鼻咽癌的治疗中，诱导化疗主要用于肿瘤负荷较大的局部晚期患者，常用的诱导化疗方案包括：多西他赛＋顺铂、多西他赛＋顺铂＋5-氟尿嘧啶、吉西他滨＋顺铂。目的是通过诱导化疗缩小肿瘤，降低以后远处复发的风险。

179. 什么是一线化疗？什么是二线化疗？

通常患者首程化疗时采用的化疗方案叫一线化疗，该化疗方案往往是经过长期临床研究显示对于大多数患者来说疗效最好，且可以重复的治疗方法。该化疗方案引发的不良反应相对易被接受，经济负担较低、性价比最高，但没有一种药物或治疗方法是永久有效的，如果经过几个周期的一线化疗后失去作用，就需要更换治疗方案。所更换的另一种化疗方案叫二线化疗。多数情况下，一线化疗的效果要优于二线化疗，换句话说，也就是越到后面有效率越低。所以患者会发现，医生选择药物时，往往优先使用有效率高的药物，而且往往采用联合用药；到二线化疗后，如果患者的一般状态不是很好，就会使用一种化疗药物进行治疗。但有些患者总觉得应该把好药留到后面用，就像中国人常说的要"留一手"，好像后面永远有机会，其实这种想法只是一种美好的愿望。一般来讲化疗后由于药物不良反应的累积，患者往往不能再耐受化疗或耐受性差，很难再接受强烈的治疗方案。所以，一定要遵从医生的建议，合理地接受治疗。

180. 鼻咽癌患者需要做化疗吗？

鼻咽癌的治疗原则需要根据疾病的分期来确定。

（1）早期鼻咽癌采取根治性放疗，无须化疗。

（2）当鼻咽癌发展到局部晚期时（没有其他器官转移），目前的研究结果显示，放疗联合化疗与单纯放疗相比，可提高生存率。

（3）对于初次就诊时就有其他远处器官转移的患者，一般先采用化疗，化疗后根据治疗效果制订治疗方案：①如果转移灶得到控制，应该接受进一步的放疗；②对于转移灶症状明显，特别是椎体骨转移后，压迫脊髓所致的急性压迫症状，可以考虑先进行放疗，控制局部转移灶，尽量避免出现截瘫等情况的发生。

181. 鼻咽癌患者化疗与放疗怎样结合？

根据不同的情况，化疗与放疗的联合方式不一样，主要有以下三种模式。

（1）放疗前先进行化疗（医学上叫诱导化疗或新辅助化疗），这种方式主要用于：①容易出现远处器官转移的患者，比如肿瘤分期非常晚，侵犯了脑神经、咀嚼肌、骨质、脑组织、眼眶等；②颈部转移淋巴结直径大于6厘米；③颈部转移淋巴结非常多而且个头大，有直径大于4厘米的；④转移淋巴结位置特别低，在锁骨上区等。以上患者在进行放疗前应该接受诱导化疗。

（2）放疗时同时进行化疗（医学上叫同步放化疗），主要适用的情况为局部晚期病变，放疗时要考虑行同步放化疗。

（3）放疗结束后进行化疗（医学上叫辅助化疗），主要适用的情况为：①放疗结束后主治医生考虑复发风险较大的患者；②以化疗为主的情形。鼻咽癌已广泛转移到其他器官，如肝、肺、骨等；③放疗后短期内失败，无法行第二程放疗者；④放疗过程中出现远处器官转移的患者。

182. 鼻咽癌患者化疗前还需要做哪些工作？

确诊鼻咽癌的患者，需先完成头颈部CT或MRI、胸部CT、腹部超声或CT以及骨扫描等检查，对于考虑局部晚期或远处转移风险大的患者需行PET/CT或PET/MR以提高分期准确性。分期明确后，患者应到放疗科就诊，因为放疗科医生对鼻咽癌的治疗经验最丰富，而且大型肿瘤中心设立有肿瘤综合治疗组，可以请综合治疗组会诊，决定治疗方案。由于几乎所有的鼻咽癌患者在化疗后都需要接受放疗，而且化疗前的疾病情况决定了放疗如何进行，因此，如果需要进行化疗，请患者特别注意：

（1）化疗前咨询放疗科医生，制订整体治疗方案，协调科室间安排，如化疗和放疗的衔接等。

（2）化疗前留取相关医学资料，包括血清样本、肿瘤组织样本、病理诊断、免疫组化检测、影像学检查、鼻咽喉镜、化验检查（垂体和甲状腺激素等），这些资料对以后的放疗至关重要，一定不能忽略。

（3）化疗前或化疗休息期间进行口腔处理，最好不要等到放疗前，以免切口愈合不好影响放疗的进行。

183. 鼻咽癌患者需要接受什么样的化疗方案？

鼻咽癌患者的化疗通常采用以铂类为基础的联合方案，具体方案如下。

（1）患者需要进行同期放化疗时，通常采用单药顺铂、奈达铂、洛铂等铂类方案。

（2）患者需要进行诱导化疗时，通常采用吉西他滨＋铂类方案或紫杉类＋铂类＋氟尿嘧啶类，或紫杉类＋铂类等方案。

（3）辅助化疗常用口服卡培他滨、替吉奥等毒性较温和的方案。由于PD-1单抗等免疫治疗药物在复发和转移鼻咽癌患者中表现出明显的抗肿瘤效果，目前也在逐渐探索在局部晚期患者的治疗中加入PD-1单抗的最佳模式及其适合的人群。

184. 鼻咽癌患者做了化疗是否就不需要做放疗了？

鼻咽癌是一种以放疗为主的疾病，化疗加入的目的是进一步提高其疗效，是建立在放疗疗效的基础上的。化疗主要在两个方面实现上述目的。

（1）对于容易出现远处器官转移的患者，需要通过诱导化疗降低远地转移概率。

（2）对于肿瘤局部比较晚期的患者，放疗和化疗同时进行能够提高肿瘤局部区域的治愈率，从而提高疗效。

因此，鼻咽癌患者不可以只进行化疗而不进行放疗。如果不进行放疗，单独的化疗对鼻咽癌长期控制效果差，甚至可能使患者失去根治肿瘤的机会。

185. 为什么有些患者化疗效果很好，而有些效果不好？

化疗的效果在不同肿瘤类型或同一肿瘤类型的不同患者中都存在明显个体差异，主要与肿瘤对药物的敏感性有关。效果好坏主要取决于肿瘤的特点以及个体间的差异，比如同样是肺癌，小细胞肺癌化疗的效果很好，大多数患者化疗后肿瘤会明显缩小甚至消失；相比之下，非小细胞肺癌化疗的效果就较差。此外，即便同样是肺腺癌，使用同一种药物，有些患者的疗效特别好，有些患者却几乎无效，这就是患者个体间的差异造成的。

186. 鼻咽癌的化疗效果良好是否就不需要进行放疗了？

鼻咽癌是一种以放疗为首选治疗方式的疾病，化疗加入的目的是进一步提高其疗效，是建立在放疗疗效的基础上的。化疗是为了配合放疗，提高总体疗效，即使化疗后近期疗效很好，也是需要后续进行放疗的，否则单纯化疗的长期控制率是很低的。

187. 鼻咽癌的化疗效果不好是否进行放疗效果也不好？

尽管放疗和化疗在杀灭肿瘤的机制上有相似之处，但也存在明显差别。对化疗敏感的肿瘤对放疗通常敏感性也很好，对化疗不敏感的肿瘤并不意味着对放疗也不敏感。由于放疗的射线直接针对肿瘤细胞，它杀死局部肿瘤的效率比化疗更高，所以，即使患者对化疗不敏感，其放疗仍可能取得比较好的效果，大部分鼻咽癌对放疗是敏感的。

188. 鼻咽癌患者需要做几个周期的诱导化疗？

鼻咽癌的诱导化疗一般建议进行2～3个周期，即使是诱导化疗敏感的肿瘤，诱导化疗也不宜超过3个周期。由于鼻咽癌治疗的主要方式还是放疗，鼻咽癌患者做诱导化疗周期过多，将会推迟放疗实施的时间，影响同步化疗完成率，进而影响对肿瘤的杀灭，降低治疗效果。而且由于放疗准备时间相对较长，因此建议患者在最后一个周期诱导化疗药物用完后，尽早到放疗科就诊，及早安排放疗前的相关事宜，以免耽误治疗。不要等到最后一周期的第28天了，才到放疗科就诊。

189. 同期化疗常用药物有哪些？最常用的药物是什么？怎么选择？

最常用的同步化疗药物是顺铂，但肾功能差者禁用顺铂类化疗药物，可用奈达铂、洛铂或卡铂等其他铂类化疗药物；少数情况下也可以用氟尿嘧啶类，具体需要根据患者的病情及身体状况来决定使用哪种化疗药物。

190. 同期化疗的方式有哪些？有什么优缺点？

同期化疗常用方案为每3周1次顺铂$100mg/m^2$或每周1次顺铂$40mg/m^2$，其优点为：①作为放疗的增敏剂，使放疗效果更好，最大限度地杀伤肿瘤细胞；②提高局部控制率及降低远处转移的发生率。

同期放化疗是鼻咽癌的标准治疗模式，但同步化疗也会带来化疗药物的不良反应，如恶心呕吐、食欲下降、白细胞计数下降、血小板计数降低、肌酐升高等，增加放疗期间治疗毒性。

191. 同期化疗需要做几个周期？

放疗的同时进行化疗，是鼻咽癌中最常见的化疗类型。此时化疗的主要作用是作为放疗的增敏剂，使放疗效果更好，最大限度地杀伤肿瘤细胞；化疗与放疗同步开始，同步结束，一般进行 2 ～ 3 周期。

192. 鼻咽癌患者化疗时常见的不良反应有哪些？该怎样应对？

（1）恶心、呕吐：医生会在做化疗的前、中、后使用止吐药，大部分患者可以顺利完成化疗。个别患者对化疗药特别敏感，导致剧烈恶心、呕吐，请及时告知医生进行强化处理。

（2）口腔黏膜炎：特别是对于同期放化疗的患者而言，一般都会出现口腔、舌部疼痛以及吞咽疼痛等，程度轻重不一，这就是口腔黏膜炎。患者应勤漱口、保持口腔清洁；疼痛严重的话及时告知医生进行处理。

（3）腹泻：如果出现大便次数增多、大便变稀溏，需要根据不同严重程度，服用止泻药，同时控制入口食物的卫生；严重腹泻时还需要患者禁食、抗炎并加强营养。

（4）骨髓抑制：即常说的白细胞下降、血红蛋白下降或血小板下降等。一旦出现骨髓抑制，轻度者可以密切观察，或服用一些补血益气的中成药，不影响治疗；出现中、重度的骨髓抑制时，可以注射提升血细胞的药物；严重骨髓抑制患者经药物治疗后不能好转，只能暂停治疗，等待白细胞恢复，再决定是否继续治疗。

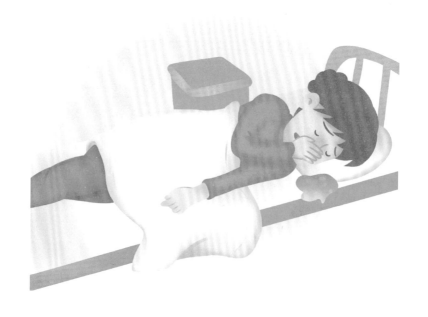

193. 化疗时患者为什么会掉头发？头发掉了会再长吗？

化疗药物进入体内后会抑制组织的生长，在人体内生长最为旺盛的组织最容易被抑制，而这些生长旺盛的组织常见于骨髓、胃肠道黏膜等，发根也属于生长极为旺盛的部位之一，因此也容易被化疗药物抑制。化疗后一旦发根被抑制就会出现毛发脱落，部分人尤其明显，甚至眉毛、胡须及其他体毛都掉光。但是当化疗结束后这些抑制毛发生长的因素就逐渐淡出，毛发的发根又会逐渐恢复生长，个别患者重新长出的头发是卷发，但时间久了会变成直发。经过化疗后出现脱发的现象十分常见，在医院一般不会有人向患者投来惊异的目光，但在其他场合患者可能会感到尴尬，因为其他人对患者不了解，也可能是患者过多的自我暗示。为避免这种尴尬，可以佩戴假发，佩戴假发不只是患者的专利，也是很多人的爱好，患者可以随心挑选中意的假发，体验平时不曾尝试的新鲜事物。当然随着科技的进步有些治疗药物已经有所改进，我们相信治疗后掉头发的现象会逐渐得到改善。

194. 化疗期间饮食方面应注意些什么？有忌口吗？

化疗中应注意饮食问题，尤其是中国人，对此非常重视。但是现实中对这个问题的认识往往存在许多误区。受传统思维的影响，人们存在很多不正确的认知，例如忌口的问题：①治疗中不能吃无鳞鱼、不能吃蛋白质、不能吃羊肉等；②还有的患者认为应该使劲补，天天补品不离口。这些现象的出现和人们的传统思维方式有关。尽管现实中的确存在某些食物对某些疾病产生不良影响的情形，如食用海产品对甲状腺功能亢进，食用过多含淀粉或糖类食物对糖尿病，饮酒及海鲜等对痛风等均会造成影响，但这些情况并不多见，而且一般的鱼、肉类食物对肿瘤没有影响，一些不实的传言也没有可靠证据来支持。设想一位肿瘤患者本来身体就饱受疾病困扰，常出现营养不良的情况，如果再不及时补充营养，将会对患者的病情造成消极的影响。化疗期间患者常常产生胃肠道反应[1]，如恶心、呕吐、食欲不振等，这时饮食宜清淡，但应富含营养，并且应食用一些富含纤维素的食品[2]，以帮助患者减轻便秘问题；在化疗过后的休息阶段可以再适当地增加营养。

---

1 胃肠道反应：本书中胃肠道反应多是指化疗药物常见副作用之一，主要表现为食欲减退、恶心、呕吐、腹胀、腹泻等。
2 富含纤维素的食品：蔬菜类食物富含纤维素，如笋、辣椒、蕨菜、菜花、菠菜、南瓜、白菜、油菜等。

195. 化疗后恶心，但又吐不出来怎么办？

化疗后恶心是非常常见的不良反应之一，一般都伴随着呕吐，但这种胃肠反应太明显会导致患者无法忍受。针对这种情况，目前广泛使用止吐药物来实现缓解，在药物使用后会减轻呕吐反应。但患者后面又会出现化疗后恶心却吐不出的症状，因此治疗中可以采用加强止吐效果的手段，如辅以激素治疗（地塞米松）等方法，最大限度地减轻不良反应。但应该注意的是止吐药物也会引发不良反应，当加强止吐处理时，患者的便秘、腹胀症状也会变得明显，需要综合考虑这些因素，给予适当的处理，以求获得最好的总体效果。

196. 化疗后呕吐怎么办？

呕吐是肿瘤患者使用化疗药物时常见的不良反应，以往没有有效的止吐药物，所以用药后呕吐明显，据老医生们讲，很多年前经常见到患者抱着脸盆呕吐。但随着化疗后患者呕吐的机制被研究透彻，很多有效的止吐药物被研发出来，这些药物的使用极大地缓解了患者的消化道反应，现在已经很少再有因为长期呕吐反应而无法坚持化疗的患者了。止吐药物大多经静脉使用，也有口服型，包括5-羟色胺受体抑制剂、多巴胺受体抑制剂、NK-1受体抑制剂、糖皮质激素类的止吐药物以及辅助的药物，可以通过联合使用增加其疗效。但是这些止吐药物也可能引发一些不良反应，如便秘、腹胀等。

197. 化疗后大便干燥怎么办？

一些患者化疗后会出现大便干燥的情况，主要的原因可能是使用了止吐药物。5-羟色胺受体抑制剂类止吐药可以抑制化疗后的恶心和呕吐，但是其副作用就是便秘和腹胀等。药物性的便秘只要不严重，在化疗停止后就会逐渐得到缓解；如果便秘非常严重，就应该在医生指导下使用一些通便药或使用开塞露等外用药解决便秘问题。最后，还应该注意化疗期间需多进食富含膳食纤维的食物或口服乳果糖等通便药物。

198. 化疗后手指和脚趾麻木怎么办？

化疗后部分患者会出现手指和脚趾麻木的现象，该现象多见于接受了具有神经毒性[1]的药物治疗后。具有神经毒性的药物包括长春新碱、长春花碱、紫杉醇、多西他赛以及奥沙利铂等。出现神经毒性后首先应告知主治医生，医生会对患者进行评估，然后按照表现的严重程度为患者调整或修订治疗方案。轻度的手指和脚趾麻木是可以承受的，但是当不良反应超过一定限度，医生经评估后应该减量或停止使用具有神经毒性的药物。另外，如果发生了手指和脚趾麻木，也可以使用一些营养神经的药物，但疗效常不能令人满意，由于神经恢复需要的时间较长，建议尽量预防才能避免出现严重的神经毒性。

---

1 神经毒性：通常是指药物的副作用。是指药物或治疗（如放疗）除了正常的治病作用外，对人体神经系统所带来的损伤。

199. 化疗后出现口腔黏膜炎和溃疡，有什么办法可以减轻疼痛？

化疗后患者出现口腔黏膜炎和溃疡是化疗药物的不良反应，甲氨蝶呤等药物导致的最明显。当患者出现了口腔黏膜炎和溃疡应该告知医生，在经检查后可以进行相应的处理。发生口腔溃疡的患者需保持口腔卫生，饭后口腔中不要残留食物残渣，多漱口；溃疡面可以使用口腔溃疡凝胶等以利于疼痛缓解，促进修复；目前有些漱口液可帮助溃疡愈合，如含有粒细胞-巨噬细胞集落刺激因子[1]（一种升白细胞药物）的液体漱口；还可局部外用麻醉药物镇痛，帮助患者进食。

200. 化疗多长时间可以看出疗效？

不同肿瘤对化疗的敏感性不一样，有些肿瘤如果对化疗敏感则会很快看到疗效，如小细胞肺癌、淋巴瘤等。但就大多数肿瘤来讲，需要进行2个周期后再评估疗效；过早评估疗效很可能会误断一些治疗，因为还没有观察到肿瘤大小发生明显变化；也不能太晚评估疗效，那样如果无效的话也会耽误治疗。

1　巨噬细胞集落刺激因子：是一种促进人体造血细胞增殖和分化的细胞因子，具有刺激粒细胞、单核巨噬细胞成熟，促进成熟细胞向外周血释放，并能促进巨噬细胞及嗜酸性细胞的多种功能。临床主要用于预防和治疗肿瘤放疗或化疗后引起的白细胞减少症、预防白细胞减少可能潜在的感染并发症，以及促进因感染引起的中性粒细胞减少的加快恢复。

201. 化疗周期是指一周吗?

化疗周期是指每次用药及其随后的停药休息期到下一次化疗开始用药时的时间间隔。化疗方案不同,化疗周期长短不一。化疗周期一般根据化疗药物的药代动力学[1]特点和肿瘤细胞的增殖周期来确定。根据化疗药物毒副作用及人体恢复周期,一般1个周期为从给予化疗药物的第1天算起,至第21天或第28天,即3～4周称为1个周期。

202. 化疗是天天做吗?

如果化疗方案是3周为1个周期,要化疗4个周期,那么需要在医院治疗12周,也就是3个月吗?

不是,化疗的1个周期包括了用药的时间和休息时间。在一个周期中不是每天都用化疗药,大部分化疗药物在每21天或者28天里只有前3～5天持续给予化疗药物,其余时间休息。某些靶向药物使用的时间会相对较长,但药物使用的频率是根据其毒副作用、代谢时间及人体恢复周期确定的。总的来说,不论哪种治疗方案,每个周期中患者都会有一定的时间休息。

203. 怎么才能知道化疗药物对患者是否有效?

每位患者在化疗前都会做一些检查,这些检查起着很大作用。从

---

1 药代动力学:是定量研究药物在生物体内吸收、分布、代谢和排泄规律,并运用数学原理和方法阐述血药浓度随时间变化的规律的一门学科。

第一次开始使用化疗方案起，大部分方案在进行一段时间后会再次进行一些辅助检查，比如血清肿瘤标志物、MRI检查等，医生会结合相应症状的减轻程度，综合地评估化疗药物是否有效。

204. 如果化疗效果不好，该怎么办？

化疗效果不佳时，最好与主治医生沟通，分析治疗无效的可能原因。对于癌症患者来说，即使采用目前最有效的方案，仍会出现对一部分患者无效的情况。由于影响化疗疗效的因素很多，对某一位特定的患者而言，目前没有特别有效的方法预知哪些化疗方案是有效的，哪些是无效的，只能通过化疗以后才能明确疗效如何。当然，化疗也并非完全盲目，有经验的医生会根据患者肿瘤的各种特点，选择最适合该患者的化疗方案；此外，万一该方案无效，也会分析治疗失败的原因，并提出下一步治疗方法。

205. 化疗期间患者还可以上班吗？

随着医学科学的不断发展，人们已渐渐脱离了"谈癌色变"的窘境。现代的化疗不再是"死去活来"的过程，如果化疗反应不大，而且一般身体情况允许，患者在化疗间歇期是可以工作的。但也要结合患者的工作性质决定，如果是强体力劳动，最好还是避免，因为化疗间歇期难免还是会出现骨髓抑制，这时免疫力相对低下，适当的休息与睡眠有利于免疫力恢复，也可以降低感染风险；如果是在办公室工作，不会过度劳累，对患者影响不大，患者可根据自己体力及精力情况酌情考虑。

206. 怎么判断患者是否可以耐受化疗？

化疗过程中可能会出现许多副作用，或者只出现部分，也可能没有任何副作用出现。这些都取决于化疗药物的种类和剂量，以及不同机体对化疗药物的反应特性。副作用持续的时间主要取决于身体状况和所采用的化疗方案。正常细胞一般在化疗结束后可自我修复，所以大多数副作用会在化疗结束后会缓慢消失，极少副作用会持续较长时间。在每个化疗方案实施之前，医生和护士都会询问患者很多看似"不相关"的事情，比如说有没有高血压、糖尿病、胃溃疡等基础疾病，是否有吸烟、饮酒等不良嗜好，是否有食物或药物过敏史，是否可以爬上3层楼，中间需要休息几次，以及身高和体重等。前面这些问题都可以帮助医生判断患者当时的体力状况，为其选择可以耐受的合适方案，每个人的药物剂量都是根据身高、体重计算出来的，是个性化的。

207. 发现白细胞减少应如何处理？患者应注意哪些问题？

化疗过程中白细胞减少会导致化疗被迫减量或停止，因为白细胞减少容易造成严重感染。如果中性粒细胞低于1.0×10^9/L且持续5天以上，发生严重细菌感染的概率将明显增加。此时可以根据白细胞降低的程度选择一些合适的药物，如果白细胞略微降低，可以口服升白细胞药物；当白细胞下降程度较重时，应该给予一些粒细胞集落刺激因子。

208. 出现血小板减少应如何处理？患者应注意哪些问题？

血小板减少会引起出血时间延长，血小板计数的正常值为（100～300）×10^9/L。理论上当血小板＜50×10^9/L时，会有出血危险，轻度的损伤可引起皮肤黏膜出现淤点；当血小板＜20×10^9/L时，出血的危险性增加，常可以有自发性出血，需要预防性输入血小板；血小板＜10×10^9/L时容易发生危及生命的中枢神经系统出血、胃肠道大出血和呼吸道出血。尽管化疗中出现血小板减少，进而引起严重出血并发症的情况并不多见，但针对有出血倾向者，应给予输注血小板以及止血药物；无出血倾向者，若血小板＞20×10^9/L，应该避免磕碰，使用一些血小板生长因子等药物，并持续观察病情。

209. 出现贫血应如何处理？患者应注意哪些问题？

血液中的红细胞为全身各组织器官提供氧气，当红细胞太少而无法向组织提供足够的氧气时，心脏工作就会更加努力，这使得患者感到心脏搏动很快。因此，贫血会使患者感到气短、虚弱、头晕目眩和明显的乏力等。根据患者贫血程度的不同，医生会给予其重组人促红细胞生成素、口服铁剂、维生素，甚至是输红细胞悬液以加快贫血的纠正。在实施药物治疗的同时也需要患者保证充足的休息、摄入足够的热量和蛋白质（热量可以维持体重，补充蛋白质可帮助修复治疗对机体的损伤）、缓慢坐下与起立。

210. 如何评价化疗的疗效？

在化疗过程中，正确评价药物的有效性是十分关键的问题。化疗前后医生都会反复为患者进行血液学检查和CT检查等以评价化疗疗效，会用肿瘤完全缓解（CR）、肿瘤部分缓解（PR）、肿瘤稳定（SD）以及肿瘤进展（PD）等一类的医学术语来总结该段时间的治疗效果。实际上对于大多数药物治疗不敏感的肿瘤或晚期肿瘤患者，如果一味强调理论上的CR、PR是不切实际的。医生治疗肿瘤时不但会看肿瘤大小的变化，更要考虑患者的生存质量、生存期的长短。

211. 哪些患者需要维持化疗？

针对T3-T4N2或T1-4N3、EBV-DNA高、肿瘤体积大的高复发/转移风险患者可以由主治医生根据治疗后的情况和患者的身体情况决定是否行维持化疗；对转移性鼻咽癌在治疗后也可考虑行维持化疗。

212. 维持化疗方案有哪些？

通常口服毒性较温和的氟尿嘧啶类化疗药物。目前证明有效的方案如下。

（1）卡培他滨1000mg/m^{2}口服，连用2周后停药1周，共持续8周。

（2）卡培他滨650mg/m^{2}口服，每天2次，持续1年；也可以采用口服替吉奥方案维持。

213. 鼻咽癌骨转移了有哪些治疗方法？

如果患者发生了鼻咽癌骨转移，首先要判断是单个骨转移还是多发骨转移，有没有合并其他脏器的转移。如果是单个骨转移病灶（如肋骨），可以考虑手术切除或者放疗。如果多发骨转移，或是合并其他脏器转移，应该请肿瘤内科医生会诊，给予全身抗肿瘤治疗；如果转移部位疼痛明显或者有发生继发事件的风险高，可以同时给予放疗。

214. 多发骨转移患者化疗没有效果了，怎么办？

多发骨转移的患者，如果化疗后仍然进展了，可以考虑行同位素（放射性核素）治疗，也可以考虑联合免疫治疗。

（三）分子靶向治疗

215. 什么是分子靶向药物治疗？

分子靶向药物治疗是近些年来出现的治疗肿瘤的新方法。该方法是在充分研究了肿瘤细胞的发生、生长、转移机制以及其对治疗抗拒原因的基础上提出的，并且在临床中得到了证实的一种治疗方法。其治疗的机制是通过针对调控肿瘤细胞生长、转移或对某一治疗抗拒的途径上的一些关键位置进行抑制或阻断，来达到控制肿瘤生长、转移，消除其耐药的目的。由于其治疗位置明确，药物作用在细胞的分子水平，就类似定点打靶一样，因而叫作分子靶向治疗。

216. 分子靶向药物治疗属于化疗吗？

分子靶向药物治疗本质上属于生物治疗，不属于化疗，两者之间存在本质上的区别。传统意义的化疗药物主要指细胞毒药物，是一种具有杀伤性的化学物质，除了对肿瘤细胞具有杀伤作用，对于许多同样分裂旺盛的正常组织细胞也有毒性，比如白细胞、血小板、胃肠道黏膜、毛囊等。所以化疗往往会造成一些相关的不良反应，比如白细胞下降、血小板下降、恶心呕吐、脱发等。靶向治疗药物理论上对肿瘤细胞影响大，对正常组织的副作用较小，所以往往不会出现化疗相关的不良反应，当然任何药物都有副作用，不同的靶向药物也会引发不同的不良反应。

217. 现在有什么样的分子靶向药物可以治疗鼻咽癌？

分子靶向治疗是近10多年来肿瘤治疗领域的一大进展，在放疗和/或化疗的基础上，增加分子靶向治疗可以进一步提高疗效。针对鼻咽癌的治疗，目前临床上应用的分子靶向治疗药物主要是表皮生长因子受体单克隆抗体，代表性的药物有西妥昔单抗（爱必妥）和尼妥珠单抗（泰欣生），其他类别药物仍处于临床研究阶段。

218. 分子靶向药物治疗鼻咽癌会有副作用吗？

古话说"是药三分毒"，也就是说，凡是药物都会有不良反应，只是存在程度不同、人体能否承受的区别。分子靶向药物虽然具有针对性的杀伤肿瘤细胞的作用，但是由于是异种蛋白质（尽管针对肿瘤细胞上的分子，但正常组织也存在该类分子的表达，只是肿瘤细胞表达得更多），所以在作用于肿瘤细胞时，对正常组织及全身也产生一定程度的不良反应，不同药物的不良反应存在差别。西妥昔单抗常见的不良反应有过敏、皮疹、乏力、腹泻、恶心、发热、肝功能损伤等。尼妥珠单抗的不良反应相对较轻，过敏、皮疹反应相对较少见。有不良反应很正常，不可怕，只要在可控、可治疗的范围内就可以接受。

219. 分子靶向药物治疗鼻咽癌的效果好吗？

分子靶向药物治疗是一种正在迅速发展的治疗方法，不良反应小。目前在鼻咽癌的治疗中很少单独使用，常与放疗或化疗结合，已经取得了很好的效果。已经有Ⅱ期随机临床研究证实了分子靶向治疗联合放疗的效果优于单纯放疗的效果。

220. 分子靶向药物治疗适合哪些鼻咽癌患者？

肿瘤的治疗方案与临床期别也就是疾病早晚密切相关。早期鼻咽癌单纯进行放疗就可以达到非常好的疗效，无需其他治疗手段。但对于病期晚的患者，疗效会下降。临床医生经过多年努力，针对鼻咽癌开展综合治疗的研究，包括放疗联合同期化疗、诱导化疗等，使得治疗疗效进一步提高。但治疗疗效仍没有达到理想的状态，因此针对这一部分患者，需要更多更好的方法，分子靶向药物治疗在该部分患者中就可以作为一种选择。另外，一些年老体弱的患者不能耐受放疗和化疗的联合治疗，则可以使用分子靶向药物治疗替代化疗。还有一些放化疗治疗失败的患者，在选择新的化疗方案时增加分子靶向药物治疗也是一种选择。

221. 分子靶向药物治疗在鼻咽癌治疗中的作用如何？

分子靶向治疗通过作用于鼻咽癌细胞表面特定分子并与之结合，从而阻断细胞存活的信号传递功能，抑制鼻咽癌的发生、发展。现阶段鼻咽癌的分子靶向药物主要针对表皮生长因子受体（EGFR）。鼻咽癌患者中高达85%的人群表现为EGFR过表达，以EGFR为靶点的单抗药物，能够竞争性结合EGFR，阻断由EGFR与其介导的下游信号转导通路，从而抑制肿瘤细胞增殖、诱导分化、促进细胞凋亡、抑制肿瘤血管生成、增强放化疗疗效。研究表明分子靶向药物在局部晚期以及复发转移鼻咽癌中均有较好的疗效。

（四）免 疫 治 疗

222. 免疫治疗包括什么？

免疫治疗就是激发或调动人体的免疫系统，抑制和杀伤肿瘤细胞。

免疫治疗的方法种类很多，大致包括以下几种：免疫检查点抑制剂（PD-1/L1）、肿瘤疫苗［包含两类：预防性疫苗（人乳头状瘤病毒疫苗、乙肝病毒疫苗）、治疗性疫苗（治疗性疫苗如肿瘤细胞疫苗、DNA疫苗、多肽疫苗等）］、过继性免疫治疗（CAR-T）以及非特异性免疫调节剂，如α-干扰素、白介素-2等，直接增强机体免疫反应杀伤肿瘤细胞。

三、治疗篇

223. 鼻咽癌的免疫治疗有用吗？

免疫治疗主要目的是清除少量的、散存的肿瘤细胞。但单纯的免疫治疗对于晚期的、体积大的鼻咽癌治疗效果有限，所以常把免疫治疗与放疗、化疗等方法联合应用，能增加抗肿瘤效果。目前研究已经证实PD-1单抗对于复发和转移性鼻咽癌有明确疗效，且正在局部晚期患者中探索与放化疗结合的方案。

224. 免疫治疗适合哪些鼻咽癌患者？

早中期鼻咽癌患者放疗或放化疗综合治疗疗效出色，一般不需要额外增加免疫治疗。对于晚期病变的患者，可在放化疗基础上结合PD-1单抗的免疫治疗或单独使用PD-1单抗以提高疗效。

225. 免疫治疗有哪些常见不良反应？

（1）免疫相关性肺炎：患者可能出现胸闷、气短、气急、呼吸困难等症状，严重者可能出现明显发绀和喘憋的情况，甚至需要入住ICU，借助呼吸机辅助呼吸。

（2）免疫性心肌炎：表现为胸闷、气短、心悸、乏力，甚至可能出现不能平卧等心衰表现。

（3）免疫性肝脏损伤：表现为转氨酶增高或者黄疸的症状。

（4）内分泌器官的损伤：表现为甲状腺功能的改变，可能出现甲亢，也能出现甲减，有的还可以伴有血糖波动，可使血糖明显升高，常需要使用胰岛素进行控制。

（5）皮肤的不良反应：也是免疫治疗常见的不良反应之一，可以表现为皮疹，甚至可以出现大疱性皮炎。

（6）消化道反应：常见为腹泻，一般比较轻微，需警惕结肠炎等并发症。

226. 免疫治疗需要维持多长时间？

尚缺少明确结论。目前部分研究表明免疫治疗维持 1～2 年与无限期免疫治疗总生存期相当，部分结果显示 1～2 年停止免疫治疗后可出现肿瘤复发进展，但无 Ⅲ 期临床研究结果。免疫治疗的具体维持时间需要由主治医生根据患者身体情况确定。

227. 鼻咽癌免疫治疗药物的选择有讲究吗？

目前鼻咽癌领域常见的一些免疫治疗药物有以下几种。

（1）PD-1/PD-L1 抑制剂：免疫治疗中常用的一类药物是 PD-1（程序性死亡 -1）或 PD-L1（程序性死亡 -1 配体）抑制剂。这些药物可以帮助激活患者的免疫系统，使其攻击癌细胞。在鼻咽癌患者中，某些 PD-L1 表达较高的情况下可能使这类药物更有效。

（2）CTLA-4抑制剂：另一类免疫治疗药物是CTLA-4（细胞毒性T淋巴细胞抗原-4）抑制剂，通过阻止CTLA-4蛋白质的作用，加强T细胞的攻击力。这类药物在一些实验性的鼻咽癌治疗研究中也被研究。

鼻咽癌的免疫治疗药物选择通常受到多种因素的影响，包括患者的病情、癌症的分子特征以及免疫系统状态等。

对于鼻咽癌患者，医生可能会对其进行免疫检查点的表达分析，以确定PD-1、PD-L1或CTLA-4是否过度表达。这可以帮助预测患者对免疫治疗的反应。鉴于每个患者的病情和免疫系统状况都不同，医生将会采取个体化的治疗方案，根据患者的具体情况为其选择最合适的免疫治疗药物。由于鼻咽癌免疫治疗相关多项研究仍在进行中，对于免疫治疗药物的选择目前尚无定论。一些患者可能会被纳入免疫治疗的临床试验中，以评估新的治疗药物或疗法的有效性和安全性。

（五）外 科 治 疗

228. 鼻咽癌患者为什么不首选手术治疗？

鼻咽位于鼻腔后部，紧邻颅底，鼻咽癌容易侵犯周围重要的结构和组织，比如鼻腔、鼻窦、周围肌肉、颅底、颅神经等，并且双侧颈部的淋巴结容易发生转移。如果采用外科手术治疗，会因为手术视野狭小、显露困难，病变周围结构复杂，技术设备条件有限等因素而很难达到外科意义上的彻底切除肿瘤，从而达不到根治的效果。而且需要切除的组织太多，无法很好地修补，手术后患者的生活质量差。所幸的是，鼻咽癌对放疗敏感，放疗能够根治大部分鼻咽癌。

229. 什么情况下，鼻咽癌的治疗需要外科医生的参与？

针对鼻咽癌的治疗，以下三种情况需要外科的参与：①在接受根治性放疗后，残留较为局限时；②足量放疗后颈部仍有残存的淋巴结；③经过根治性放疗后，在随访期间出现复发，且复发病变比较早，或颈部淋巴结的复发，也可以考虑行手术治疗。

230. 根治性放疗后原发性肿瘤残存是否一定需要手术治疗？

虽然鼻咽癌对放射线比较敏感，但是放疗后仍有大约10%的患者存在鼻咽癌病灶残存，需要行鼻咽癌残存病灶活检。如果是放疗后重度反应，则持续观察；如果是轻度放疗反应，可根据具体情况观察2～3个月，仍不消退者可行手术切除或局部放疗加量。

231. 原发性肿瘤手术的方式有哪些？各有什么样的优缺点？如何选择？

针对原发鼻咽癌的外科手术治疗主要包括两种方案。

（1）鼻外入路的手术辅助治疗：鼻外入路属于开放手术[1]，视野开

1　开放手术：即传统的开刀手术，用刀从身体表面逐层切开，显露要手术的部位，通常伤口较大，创伤也较大，瘢痕大。开放性手术是相对于腔镜手术来讲，腔镜手术伤口相对要小很多，愈合也较快，损伤小。

阔，容易切除干净，但损伤大。

（2）鼻内镜手术辅助治疗：鼻内镜手术属于微创，视野相对较小，难以切除干净。

临床上主要根据复发情况、残留病灶大小或部位来选择不同术式。

232. 根治性放疗后颈部淋巴结残留，什么情况需要行手术治疗？什么时间手术？颈部手术术式有哪些？如何选择术式？

对于根治性放疗后颈部仍有残存的淋巴结，不推荐采用局部加量放疗，建议观察2～3个月；如果2～3个月后淋巴结消失则无须处理，如果仍有残留、活检阳性则需考虑外科手术切除；对于单个淋巴结残存可行淋巴结切除术，多个淋巴结残存可考虑行区域性颈部淋巴结清扫术[1]。

233. 什么人有资格签署手术知情同意书？

术前需要履行哪些知情同意手续？患者知情同意即是患者对病情、诊断和治疗（如手术）方案、治疗的益处及可能带来的风险、费用开支、临床试验等真实情况拥有了解与被告知的权利，患者在知情的情况下有选择接受或拒绝的权利。手术知情同意书需本人签字，当患者不具备完全民事行为能力时，可由其法定代理人签字；患者因病无法或不适宜签字时，也可以由其近亲属作为授权人签字；当遇到紧

---

1 淋巴结清扫术：指切除某种恶性肿瘤易于发生转移或已经发生转移的某部位淋巴组织及周围的脂肪、神经、血管等组织的手术。

急状况，患者生命垂危需要立即进行手术，但是又联系不上家属的，由医疗机构负责人签字实施抢救。患者的知情同意选择权是每一位患者都拥有的权利，知情同意书可以作为医疗机构履行说明及告知义务的证据，也是患者及其亲属行使知情权的证据。使得患者及其亲属客观地了解诊疗目的、效果、可能产生的并发症及意外等情况，充分享有知情权。

在患者接受诊治的过程中，需要患者履行的知情同意手续包括以下几个方面：

（1）术前、术中、术后知情手续。所有手术开始之前，主治医生会与患者进行术前谈话，并签署手术知情同意书，其内容包括术前诊断、手术指征、手术方式、可选择的诊疗方法及优缺点、术中和术后的危险性、可能的并发症及防范措施。知情告知内容包括：术中置入身体的内置物（如吻合器、固定器等），在术前谈话中会记录选择的类型；术中病情变化或手术方式改变需及时告知患者家属，并由被委托人在书面告知单上签名；手术的不确定因素较多，手术引起患者新的疾病甚至死亡的风险与疾病的治疗效果相伴相随；有时手术可能达不到根治疾病的目的，达不到患者期望的理想状态，甚至导致患者失去生命；手术风险具有不确定性、不可预测性等特征。

（2）麻醉知情制度。在进行麻醉操作前，麻醉医生会告知患者相关情况并由患者或被委托人签署知情同意书。知情告知内容包括：术前诊断、麻醉名称及方式、术中或术后可能出现的并发症、麻醉风险、防范措施等。

（3）特殊检查和特殊治疗知情告知制度。在实施特殊检查和特殊治疗前，主治医生应当及时向患者或被委托人具体说明医疗风险、替代医疗方案等情况，并签署知情同意书。知情告知内容包括：特殊检查和特殊治疗项目名称、目的、可能出现的并发症及风险、注意事项及防范措施等。特殊检查和特殊治疗包括：临床试验性检查和治疗、使用血液及血液制品、创伤性诊疗等。

234. 手术前患者为什么需要禁食、禁水？

所谓禁食、禁水是指禁止吃食物和饮水。手术前要求患者禁食、禁水，其主要目的是使胃排空，防止在麻醉和手术过程中发生呕吐造成误吸[1]。患者手术时，大部分情况下是处于平躺状态，在麻醉之后，胃部的肌肉处于松弛状态，包括胃的括约肌也变得松弛，这时呼吸道的保护性反射受到抑制或消失。在这种情况下，如果出现呕吐，胃内容物极易误吸到呼吸道内而造成吸入性肺炎甚至窒息。

235. 月经期患者能接受手术吗？

原则上月经期不进行手术，除非是急诊手术，这里所说的急诊手术，不是指患者着急做手术，而是指疾病发展快，如果不及时手术会导致预后差甚至危及患者生命。因为月经期患者血液中的纤维蛋白溶解系统[2]活动增强，容易导致手术出血量增多，增加手术风险。此外，月经期患者抵抗力下降，如果手术会增加感染的风险。

---

1 误吸：字面上讲就是错误的吸入呼吸道。吸入物可以是液体、食物、异物等，如果手术，吸入物则是胃内容物，如胃液、食物等可因呕吐而被吸入呼吸道，造成呼吸道阻塞、吸入性肺炎，甚至窒息等严重后果。
2 纤维蛋白溶解系统：血液凝固过程中形成的纤维蛋白被分解液化的过程称纤维蛋白溶解。纤维蛋白溶解的激活物（纤溶酶原和纤维蛋白溶解酶即纤溶酶）和抑制物以及纤溶的一系列酶促反应，总称为纤溶系统。

236. 手术当天患者家属应该做点什么？

手术当天，患者的直系亲属应在患者进入手术室前提前到达病房陪伴患者，这能为患者带来心理安慰，同时要将患者随身携带的贵重物品及假牙等物品保管好。在手术进行过程中，家属需在手术等候区耐心等待，不要离开，因为在手术中一旦发生特殊情况，医生需要与家属商谈，并请家属作出决策。手术结束后，患者回到病房后，在向主刀医生和麻醉医生了解病情后，家属就可以按照医院要求留人陪护或由院方监护。

237. 手术前为什么需要患者做好心理上的准备？

手术前患者不仅要做好身体准备，也要做好心理准备。手术前有些患者会产生焦虑、紧张、恐惧、不安及抑郁等不良情绪，影响患者的睡眠、饮食等。这些可导致患者健康状况下降、免疫功能减退，致使机体对病毒、病菌等的抵抗力降低；还可导致患者心率加快、血压升高等问题。以上表现将会增加手术的风险及术后发生并发症的概率。有研究表明，术前良好的心理准备可减少患者术后疼痛，有利于术后恢复、缩短住院时间。总而言之，积极的情绪和良好的心理准备是保证手术顺利进行的首要条件。

238. 手术前为什么需要患者进行呼吸道准备？

手术后患者因为切口疼痛而不敢深呼吸、咳嗽和排痰，导致呼吸道分泌物在气道内积聚，降低了肺的通气量，进而加重气道阻塞，造成肺不张。并且此时呼吸道易感染而导致肺炎，因此必须在手术前进行呼吸道准备。呼吸道准备包括以下几个方面。

（1）戒烟：吸烟的患者应该在手术前2周停止吸烟，以减少上呼吸道分泌物，防止呼吸系统感染的发生。

（2）爬楼训练：爬楼训练是一种简单有效的提高呼吸功能的方法，在患者病情允许及主治医生的建议下，患者可由家属陪同进行爬楼梯训练，每次爬5层或以上，每天2～3次。

（3）呼吸功能锻炼：每天3～4次腹式呼吸和缩唇呼吸法，每天3～4次吹气球训练。

（4）雾化吸入：雾化吸入能够帮助患者止咳、祛痰、消炎，减轻支气管痉挛，改善通气功能，可有效减少术中术后呼吸道分泌物，降低肺部炎症发生的风险。

239. 手术前一天为什么要为患者做手术区域皮肤准备？

皮肤表面的细菌和污垢是导致手术部位感染的主要原因之一，因此需要积极做好术前皮肤准备。术前皮肤准备又称术前备皮[1]，其目的是在不损伤皮肤完整性的前提下减少皮肤表面的细菌数量，短时间内去除皮肤表面污垢，清除暂居菌，减少常驻菌并抑制其生长。主要操作是去除手术相应部位的毛发并进行体表清洁，该操作有利于降低术后切口感染率。

---

1 备皮：手术前将手术部位按要求剃除体毛及清洁局部皮肤，以减少术后感染的机会。

240. 手术日需要患者做什么准备?

①手术日避免化妆,要去除患者的唇膏、指甲油,以便于术中观察患者末梢血液循环情况;②患者需取下活动性假牙,因为假牙可能会脱落而阻塞呼吸道;③患者需取下发卡、假发、金属物品、饰物等,因为金属会导电,饰物会伤及患者;④患者需将随身携带的所有贵重物品,如首饰、现金、手表,交由家属保管;如为助听器、隐形眼镜,可暂时配戴,便于与手术室工作人员谈话、沟通,于手术前一刻取下即可;⑤患者需贴身穿着干净的病服;⑥患者需禁食、禁水;⑦术前患者需排空膀胱。一是避免麻醉后造成手术台上排尿,二是避免手术过程中误伤膨胀的膀胱,三是避免患者手术后因受麻醉影响或麻醉未清醒而出现排尿困难。

241. 手术后患者该如何与医护人员配合,以利于身体的康复?

①患者对癌症不要过分恐惧和悲观,由于精神过度紧张和焦虑,会降低机体的抵抗力,对术后恢复不利。既然手术已经成功,手术后患者更应放下思想包袱,吃好、睡好,增强自身的抵抗力。②患者手术后痰液可能会比较多,术后肺部并发症与痰液在气管和肺内潴留有直接关系,患者可在家属的帮助下翻身拍背,有效咳嗽排痰,特别是老年人和有吸烟史的患者更应该特别注意帮助其有效排痰。③很多患者术后不了解如何饮食为佳,以为自己熬制的大补汤最有营养,其实不然,这可能危害患者健康,术后要听取医护人员的科学性建议,通

常情况下是少食多餐，必要时静脉补充部分营养。④不同部位进行手术后的营养原则不同，比如对于非胃肠道手术患者可以食用蛋类、鱼肉等富含优质蛋白质的食物及富含维生素和矿物质的新鲜蔬菜、水果等。⑤建议患者戒烟戒酒，忌辛辣等刺激性的食物，不吃过冷或过热的食物。⑥手术对生理功能损伤往往较大，因此恢复时间可能会较长，在切口愈合后，应适当进行锻炼，原则是量力而行，循序渐进，持之以恒。

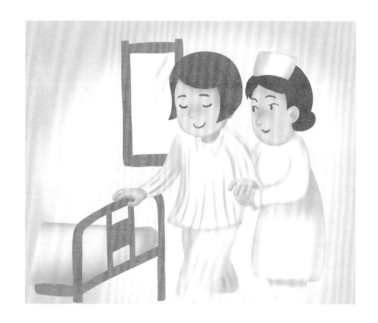

242. 手术后患者为什么会出现发热现象?

在术后1～3天内出现的发热，通常是生理性的，表现为低热，可能是由于手术的创伤或局部炎症导致的。这种非感染因素导致的发热，如体温在38.5℃以下，可给予患者物理降温，比如温水擦浴、乙醇擦浴、冰袋冷敷；如体温在38.5℃以上且伴随不适症状的，可采取物理降温联合药物对症治疗，患者需多饮水，必要时可给予补液；如果术后体温持续升高或术后3～5天体温恢复正常后又升高，则有可能切口发生了感染或其他并发症，医护人员会查找原因，并进行相应的处理。

243. 手术后患者切口疼痛怎么办？

切口疼痛是许多患者最担心的问题之一，疼痛的程度与切口大小、手术部位等有关，而且每个人对疼痛的敏感性不同，疼痛的程度也因人而异。镇痛的方法有很多，包括药物治疗及非药物治疗。非药物治疗，比如理疗、音乐、分散注意力等方法；药物治疗，临床上适当使用镇痛药以缓解剧痛。一般而言，手术后急性疼痛治疗仍以药物治疗为主。

244. 手术后的饮食应注意哪些事项？

手术后的饮食非常重要，各种外科手术过程中一般都有出血或组织液渗出的现象，因此很可能会造成贫血及低蛋白血症，同时，疼痛、创伤及手术中的刺激会导致营养物质消耗的增加。所以手术后通过均衡饮食保证营养是术后切口愈合、体质恢复所必需的，在食物的选择上有三点注意事项。

（1）根据手术类型与患者病情选择食物：不同的手术类型在选择食物时也有不同的侧重点。消化系统手术后饮食宜为清淡流质饮食，这时考虑的是利于胃肠道的功能重建和恢复，一些蛋白粗纤维或植物粗纤维则应慎重摄入；术后患者在肠道恢复期内，不宜进食牛奶、豆浆等易胀气的食物；患者肠道功能初步恢复后，宜选用高蛋白、少渣食物，如蛋类、鱼肉、乳类及其制品等，同时烹调方式宜采用蒸、煮、炖、煨等，使食物易于消化。

（2）根据术后时间选择食物：多数患者手术后2～3天开始恢复肛门排气功能，这表明肠道的功能开始恢复。早期进食和活动可增进肠道蠕动功能的恢复，因此如无特殊情况，排气后即可进行流质饮食（粥、汤水等）。饮食一般第一阶段以清流食为主，如米汤、藕粉、果汁、蛋花汤等；随着病情稳定进入第二阶段，可改为流食，如牛奶、豆浆等；第三阶段为软饭或普通饭。

（3）保证饮食的多样性：患者肠道功能恢复后需要多进食营养价值比较高、清淡而又容易消化吸收的食物，尤其是优质动物蛋白质[1]。还应摄入一些富含维生素及矿物质的新鲜蔬菜、水果等。

（六）介 入 治 疗

245. 什么是肿瘤的介入治疗？

介入治疗就是在医学影像设备（如血管造影机、X线透视机、CT、MRI、超声）的引导下，通过微小的切口或穿刺点将特制的导管、导丝等精密器械引入肿瘤部位，对肿瘤或相关疾病进行诊断、治疗的一门学科，介入治疗包括血管内介入治疗和非血管内介入治疗。

1　优质动物蛋白质：动物性食物中含有优质蛋白质、铁、锌、维生素B2等，但缺乏维生素C，钙的含量也少。

246. 什么情况下的鼻咽癌患者需要做介入治疗？

鼻咽癌一般不适宜介入治疗，但在特殊情况下，如肝转移治疗。另外在出现鼻咽、鼻腔大出血时可以采用介入治疗栓塞出血血管。

247. 介入治疗常见副作用有哪些？

肿瘤介入治疗的不良反应一般比较轻微，相对于全身化疗的不良反应更小。常见不良反应主要有两类：①与手术有关，比如通过穿刺方式进入肿瘤内部，穿刺点和人体正常脏器内部可能会因为穿刺造成疼痛、出血、感染；某些特殊的脏器，如肺肿瘤的穿刺介入治疗，可能会导致气胸等不良反应。②与肿瘤被杀伤之后相关的不良反应，如果肿瘤体积大，一次性杀伤肿瘤范围过大，导致肿瘤细胞坏死过多，坏死物质吸收可能会引起人体发热、疼痛等不良反应。

（七）射 频 治 疗

248. 什么是射频治疗？

即射频消融术，就是在CT、超声的引导下，将消融电极准确地刺入肿瘤部位，然后在该处局部释放高频电流，在很小的范围内产生较高的温度，使肿瘤组织及其邻近的可能被扩散的组织凝固坏死，坏死组织在原位被机化或吸收。

249. 什么情况下鼻咽癌患者需要做射频治疗？

射频治疗可用于处理鼻咽癌放疗后的并发症，如鼻咽癌放疗后鼻孔闭锁，可以采用经鼻内镜射频治疗；针对鼻咽癌肝肺转移病灶，射频治疗也可作为一种有效的局部治疗手段。

250. 射频治疗常见副作用有哪些？

肿瘤消融治疗技术属于一种微创性操作，相比于外科手术，技术操作比较简单、创伤较小，不良反应也相对较小。常见的不良反应包括以下几个方面：①穿刺部位及穿刺脏器出血、感染；②发热、局部疼痛；③肝消融治疗会导致肝功能异常、恶心呕吐、腹胀等，还可能导致胆道狭窄、胆漏、急性胆囊炎等情况发生；④肺消融治疗可能会引起气胸、血气胸等不良反应发生。

（八）癌 痛 治 疗

251. 什么是癌性疼痛？疼痛分几级？

癌性疼痛是由于肿瘤在局部或转移部位侵犯或压迫神经纤维所造成的疼痛。癌性疼痛是肿瘤发生、发展中的并发症状，疼痛的性质及范围取决于肿瘤生长的部位及对周围神经侵犯的程度。疼痛是人类的第五大生命体征[1]，控制疼痛是患者的基本权利，也是医务人员的职责和义务。疼痛是癌症患者最常见和难以忍受的症状之一，严重影响癌症患者的生活质量。初诊癌症患者的疼痛发生率约为25%，而晚期癌症患者的疼痛发生率可达60%～80%，其中1/3的患者为重度疼痛。

疼痛是一种令人不快的主观感受，为了能够客观地评价疼痛的程度，合理地选择镇痛药物治疗及评价镇痛效果，医学上制订了多种评价疼痛程度的方法，以下三种是目前世界范围内通用的评估标准。

（1）数字分级法（NRS）：使用疼痛程度数字评估量表（图1）。疼痛程度分为：轻度疼痛（1～3），中度疼痛（4～6），重度疼痛（7～10）。

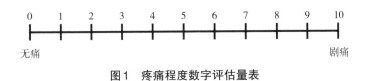

图1　疼痛程度数字评估量表

（2）面部表情疼痛评估量表法（图2）：依照面部表情进行疼痛评分，此表用于表达困难的患者，如儿童、老年人，以及存在语言或文化差异或其他交流障碍的患者。

（3）主诉疼痛程度分级法（VRS）：根据患者对疼痛的表述，将疼痛程度分为：

1　生命体征：是用来判断患者的病情轻重和危急程度的指征，主要包括有体温、脉搏、呼吸和血压，是维持生命基本征候，是机体内在活动的客观反应，是衡量机体状况的重要指标。

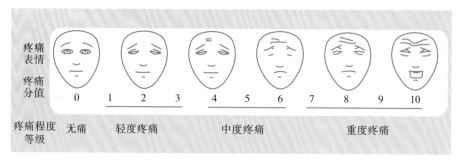

疼痛表情

疼痛分值   0   1   2   3   4   5   6   7   8   9   10

疼痛程度等级   无痛   轻度疼痛   中度疼痛   重度疼痛

图2　面部表情疼痛评估量表

1）轻度疼痛：有疼痛但可忍受，生活正常，睡眠无干扰。

2）中度疼痛：疼痛明显，不能忍受，要求服用镇痛药物，睡眠受干扰。

3）重度疼痛：疼痛剧烈，不能忍受，需用镇痛药物，睡眠受严重干扰，可伴自主神经紊乱或被动体位（指不能依靠自身的力量来调整或变换肢体的位置，处于一种固定且不适的状态）。

252. 如何向医生描述患者的疼痛？

首先应该向医生准确描述疼痛的部位：哪里感到疼痛？哪里疼痛最明显？是否伴随其他部位的疼痛？疼痛部位是否游移不定？其次要告诉医生疼痛发作的特点：是持续痛还是间歇痛？什么因素会使疼痛加剧或缓解？一天中什么时间疼痛最明显？如果是间歇痛多长时间发作一次？最后要向医生描述你感受的疼痛程度：是轻度、中度还是重度？特别要注意的是，对疼痛程度的诊断应该是依据患者所表述的感觉，而不是医生认为"应该是怎样的程度"。所以患者正确向医生描述自己的疼痛可以帮助医生对患者采取有效的治疗措施。

253. 癌症患者感到疼痛的原因有哪些？

癌痛的原因复杂多样，主要有三大类。

（1）肿瘤相关性疼痛：因为肿瘤直接侵犯、压迫局部组织，或者肿瘤转移累及骨、软组织等所致。

（2）抗肿瘤治疗相关性疼痛：常见于手术、创伤性操作、放疗、其他物理治疗以及药物治疗等抗肿瘤治疗所致。

（3）非肿瘤因素性疼痛：由于患者的其他合并症、并发症以及社会心理因素等非肿瘤因素所致的疼痛。

254. 疼痛的伴随症状有哪些？

了解疼痛的伴随症状可有助于患者及家属正确认识疼痛为患者带来的危害，及时正确治疗疼痛。通常疼痛的伴随症状有以下三个方面：①生理性症状：严重疼痛会导致患者出现恶心、呕吐、心悸、头晕、四肢发冷、出冷汗、血压下降甚至休克；慢性疼痛会引起患者失眠、便秘、食欲缺乏、肢体活动受限等。②心理变化：顽固性及恶性疼痛会使患者感到抑郁、恐惧、焦躁不安、易怒、绝望等。③行为异常：多见于慢性疼痛的患者。患者不停地述说疼痛的体验及其影响如何；不断抚摸疼痛部位，甚至以暴力捶打；坐卧不安、尖叫呻吟、伤人、毁物。

255. 世界卫生组织推荐的治疗癌痛三阶梯镇痛方案是什么？

为了提高癌症患者的生活质量，达到持续镇痛的效果，保证癌痛患者夜间睡眠，以及白天休息、活动、工作时无痛，世界卫生组织推荐采用三阶梯镇痛方案，我国根据此方案改良并提出癌症疼痛诊疗规范（2018年版）。

（1）第一阶梯：轻度疼痛，可选用非甾体类抗炎药物（NSAID）。

（2）第二阶梯：中度疼痛，可选用弱阿片类药物[1]或低剂量的强阿片类药物，并可联合应用非甾体类抗炎药物以及辅助镇痛药物（镇静剂、抗惊厥类药物和抗抑郁类药物等）。

（3）第三阶梯：首选强阿片类药，并可合用非甾体类抗炎药物以及辅助镇痛药物（镇静剂、抗惊厥类药物和抗抑郁类药物等）。

在使用阿片类药物治疗的同时，适当地联合应用非甾体类抗炎药物，可以增强阿片类药物的镇痛效果，并可减少阿片类药物用量。如果能达到良好的镇痛效果，且无严重的不良反应，轻度和中度疼痛时也可考虑使用强阿片类药物；如果患者被诊断为神经病理性疼痛，应首选三环类抗抑郁药物或抗惊厥类药物等；如果是癌症骨转移引起的疼痛，应该联合使用双膦酸盐类药物，抑制溶骨活动。

256. 三阶梯镇痛方案的基本原则是什么？

三阶梯镇痛方案的基本原则为：按阶梯给药、无创给药、按时给

1　弱阿片类药物：抗镇痛作用弱的阿片类药物，以可待因为代表。

药、用药个体化以及注意具体细节。

（1）按阶梯给药：①根据患者的疼痛程度给予相应阶梯的药物，如果患者就诊时已经是重度疼痛，就应该直接使用重度镇痛药，无需从第一阶梯开始。②在使用第一或第二阶梯药物时，其镇痛作用都有一个最高上限（天花板效应）。因此，在正规使用第一、第二阶梯药物后，如果疼痛不能控制，不应再加量、换用、联用同一阶梯的镇痛药物，应选择更高阶梯的镇痛药物。③第三阶梯代表药物为吗啡，此阶梯药物没有"天花板效应"，如果常规剂量控制疼痛效果不佳，可以逐渐增加吗啡剂量，直至完全控制疼痛为止。

（2）无创给药：在可能的情况下尽量选择口服、透皮贴剂等无创方式给药，这种用药方式简单、经济、方便、易于被患者接受，并且不易产生成瘾性及药物依赖性。

（3）按时给药：指按规定时间间隔规律性给予镇痛药。按时给药有助于维持稳定、有效的血药浓度。目前，缓释药物的使用日益广泛，建议以速释阿片类药物进行剂量滴定，以缓释阿片药物作为基础用药的镇痛方法；出现爆发痛时，可给予患者速释阿片类药物对症处理。

（4）用药个体化：指按照患者病情和癌痛缓解药物剂量，制订个体化用药方案。由于患者个体差异明显，在使用阿片类药物时，并无标准的用药剂量，应当根据患者的病情，使用足够剂量的药物，尽可能使疼痛得到缓解。同时，还应鉴别是否有神经病理性疼痛的性质，考虑联合用药的可能。

（5）注意具体细节：对使用镇痛药的患者要加强监护，密切观察其疼痛缓解程度和机体反应情况，注意药物联合应用时的相互作用，并且及时采取必要措施尽可能地减少药物的不良反应，以提高患者的生活质量。

257. 按三阶梯镇痛方案常用的镇痛药都有哪些？

很多患者不知道自己服用的药物属于哪一阶梯，按三阶梯镇痛方案常用的镇痛药如下。

（1）第一阶梯：轻度镇痛药，以非甾体类药物为主。常用的有阿司匹林、意施丁（消炎镇痛控释[1]片）、泰诺林（对乙酰氨基酚为主）、百服宁（对乙酰氨基酚为主）、必理通（对乙酰氨基酚）、散利痛（对乙酰氨基酚＋咖啡因等）、芬必得（布洛芬）、扶他林（双氯芬酸钠）、凯扶兰（双氯芬酸钾）、奥湿克（双氯芬酸钠＋米索前列醇）、奇诺力（舒林酸片）、莫比可（美洛昔康）、萘普生、安康信（依托考昔）、西乐葆（塞来昔布）等。

（2）第二阶梯：中度镇痛药，以弱阿片类药物为主。常用的有奇曼丁（盐酸曲马多缓释片）、泰勒宁（氨酚羟考酮）、路盖克（可待因＋对乙酰氨基酚）、氨酚待因（可待因＋对乙酰氨基酚）、双克因（酒石酸二氢可待因控释片）、泰诺因（可待因＋对乙酰氨基酚）、盐酸丁丙诺啡舌下片、盐酸布桂嗪注射液（强痛定针剂）等。

（3）第三阶梯：重度镇痛药，强阿片类药物。常用的有美施康定（硫酸吗啡控释片）、奥施康定（盐酸羟考酮控释片）、多瑞吉（芬太尼[2]透皮贴剂）、盐酸吗啡片剂及针剂等。

1　控释：控释制剂，是通过定时、定量、匀速地向外释放药物的一种剂型，它能使药物在血液中的浓度恒定，没有波动现象，从而更好地发挥疗效。
2　芬太尼：芬太尼族包括芬太尼、阿芬太尼、苏芬太尼和瑞芬太尼等药物。

258. 什么是非阿片类镇痛药？

非阿片类镇痛药是指其镇痛作用不是通过激动体内阿片受体而产生的镇痛药物。按作用机制主要分为以下两类。

（1）非甾体类抗炎镇痛药：具有解热镇痛，兼具消炎、抗风湿、抗血小板聚集[1]作用的药物。主要用于治疗炎症、发热和疼痛，如吲哚美辛、对乙酰氨基酚、芬必得（布洛芬）、萘普生、奇诺力（舒林酸片）、安康信（依托考昔）、西乐葆（塞来昔布）等。

（2）非阿片类中枢性镇痛药：作用于中枢神经系统，影响痛觉传递而产生镇痛作用，如曲马多、氟吡汀。

259. 什么是阿片类镇痛药？

阿片类镇痛药为一类作用于中枢神经系统，激动或部分激动体内阿片受体，选择性减轻或缓解疼痛，对其他感觉无明显影响，并能保持清醒的一类镇痛药物。镇痛作用强，还可消除因疼痛引起的情绪反应。阿片类镇痛药按药物来源可分为三类：①天然的阿片生物碱，如吗啡、可待因；②半合成的衍生物，如双氢可待因；③合成的麻醉性镇痛药，哌替啶（杜冷丁）、芬太尼、美沙酮等。

260. 什么是药物的耐药性？镇痛药也能产生耐药性吗？

耐药性又称抗药性，指微生物、寄生虫或肿瘤细胞与药物多次接

---

1 抗血小板聚集：指有抗血栓形成的作用。

触后，对药物的敏感性下降甚至消失，致使药物对耐药微生物、寄生虫或肿瘤细胞的疗效降低或无效。镇痛药反复使用后也会产生耐药性，其结果会导致镇痛效果下降、作用时间缩短，有些需要逐渐增加剂量才能维持其镇痛效果。

261. 什么是药物的依赖性？镇痛药会产生依赖性吗？

药物的依赖性俗称药瘾或瘾癖，它分为精神依赖和躯体依赖两种。精神依赖又称心理依赖，也就是大家通常所说的成瘾性，是指患者对某种药物特别渴求，服用后在心理上有特殊的满足感。镇痛药物容易产生成瘾性，阿片类药物成瘾的特征是持续、不择手段地渴求使用阿片类药物，主动觅药，目的不是镇痛，而是获得"欣快感"，这种对药物的渴求行为会导致药物滥用。精神"欣快感"的过度索求是导致医生和患者未合理使用阿片类药物的重要原因。大量国内外临床实践表明，阿片类药物用于癌症患者镇痛时成瘾者极其罕见。

躯体依赖是指重复多次地给予同一种药物，使其中枢神经系统发生了某种生理或生化方面的变化，致使对某种药物成瘾，也就是说需要某种药物持续存在于体内，否则药瘾大发产生戒断症状。阿片类药物成瘾表现为：用药一段时间后突然停用，患者出现流涕、流泪、打哈欠、出汗、腹泻、失眠及焦虑、烦躁等一系列戒断症状。戒断症状很容易通过逐渐减少用药剂量来避免。

耐药性和躯体依赖性是阿片类药物的正常药理学现象，癌痛患者通常使用的是阿片类药物的控释或缓释剂型，极少发生精神（心理）依赖。癌痛患者如产生药物依赖性并不妨碍医生有效地使用此类药物。

262. 长期用阿片类镇痛药会成瘾吗？

对阿片类药物成瘾的恐惧是影响患者疼痛治疗的主要障碍。世界卫生组织对癌痛患者应用镇痛药已经不再使用成瘾性这一术语，替代的术语是药物依赖性。镇痛药躯体依赖性不等于成瘾性，而精神依赖性才是人们常说的成瘾性。躯体依赖性常发生于癌痛治疗过程中，表现为长期用阿片类药物后对药物产生一定的躯体依赖性，突然中断用药会出现流涕、流泪、打哈欠、出汗、腹泻、失眠及焦虑、烦躁等戒断症状。癌痛患者因疼痛治疗的需求对阿片类药物产生耐受性（需要适时增加剂量才能达到原来的疗效）及躯体依赖性是正常的，并不是"成瘾"，不影响患者继续安全使用阿片类镇痛药。吗啡及其同类药物是癌痛治疗的常用药物，在癌痛治疗时应用吗啡类药物引起"成瘾"的现象极为罕见；在医生的指导下，采用阿片类药物控释、缓释制剂[1]，口服或透皮给药[2]，按时用药等规范化用药方法，可以保证理想的镇痛疗效。

263. 癌痛患者应该什么时候开始镇痛治疗？

目前主张癌症患者一旦出现疼痛就应及早开始镇痛治疗，而不必忍受疼痛的折磨。疼痛会影响患者的生活质量，使患者无法正常睡眠、工作、娱乐等，部分患者还会出现抑郁、焦虑、消沉等心理障碍。早期的癌痛在疾病未恶化时，及时、按时用药比较容易得到控

1　缓释制剂：指口服后能够按照要求缓慢地非恒速释放药物，与相应的普通制剂比较，给药频率至少减少一半或有所减少，且能显著增加患者的顺应性或疗效的制剂。

2　透皮给药：指将药物涂抹或敷贴于皮肤表面，并通过皮肤吸收药物的一种给药方法。

制，所需镇痛药强度和剂量也最低，还可避免因治疗不及时而最终发展成难治性疼痛。

264. 非阿片类药物吃了不管用，多吃点就行了吗？

许多患者及家属认为非阿片类药物比阿片类药物安全，可以多吃，并因惧怕阿片类药物成瘾，想尽量避免服用强阿片类药物。其实这种想法和做法都不对。非阿片类镇痛药镇痛效果并不是与用量成正比，当达到一定剂量水平时，增加用药剂量并不能增加镇痛效果，而且药物的不良反应将明显增加，也就是通常所说的"天花板效应"。阿片类药物如果在医生指导下正确个体化用药，可防止药物的不良反应，长期用药对肝及肾等重要器官无毒性作用。与之相比，非阿片类镇痛药长期用药或大剂量用药发生器官毒性反应的危险性明显高于阿片类镇痛药。例如非甾体抗炎药属于非阿片类药中的一种，其在用药初期大多无明显不良反应，但长期用药，尤其是长期、大剂量用药则可能出现消化道溃疡、血小板功能障碍及肾毒性[1]等不良反应；大剂量的对乙酰氨基酚可引起肝毒性。因此，如果正确使用，一般阿片类镇痛药比非阿片类药更安全。

265. 阿片类药物是治疗癌痛的首选吗？

阿片类药物是最古老的镇痛药，也是迄今为止最有效的镇痛药。世界卫生组织提出："尽管癌痛的药物治疗及非药物治疗方法多种多

---

1 肾毒性：临床表现轻重不一，轻度时可为蛋白尿和管型尿，继而可发生氮质血症、肾功能减退，严重时可出现急性肾衰和尿毒症等。肾毒性可为一过性，也可为永久性损伤。可导致肾毒性的常见药物有某些抗菌药、抗肿瘤药、解热镇痛抗炎药、麻醉药、碘化物造影剂、碳酸锂等。

样，但是在所有镇痛治疗方法中，阿片类镇痛药是癌痛治疗中必不可少的药物。对于中度及重度的癌痛患者，阿片类镇痛药具有无可取代的地位。"在癌痛治疗中之所以对阿片类镇痛药的作用有如此高的评价，是源于这类药物具有以下三大特点：①镇痛作用强，阿片类药物的镇痛作用明显超过其他非阿片类镇痛药。②长期用药无器官毒性作用，阿片类药物本身对胃、肠道、肝脏、肾脏等器官无毒性作用。③无"天花板效应"，因肿瘤进展而使患者癌痛加重时，或用阿片类药物镇痛未达到理想效果时，可通过增加阿片类药物的剂量提高镇痛治疗效果，其用药量无最高限制剂量。

266. 阿片类药物的不良反应有哪些？出现后应立即停药吗？

阿片类药物常见的不良反应主要为便秘（发生率90%）、恶心呕吐（发生率30%），其他包括眩晕（发生率6%）、尿潴留（发生率5%）、皮肤瘙痒（发生率1%）、嗜睡及过度镇静（少见）、躯体和精神依赖（少见）、阿片过量和中毒（少见）、精神错乱及中枢神经毒副反应（罕见）。除便秘以外，其他的不良反应一般出现在用药初期，数日后患者都会逐渐耐受或自行消失；出现便秘者可采用对症治疗，不影响患者继续用药。在医生正确指导下用药，其他少见和罕见的不良反应可减少或避免发生。所以患者不必担心阿片类药物会引发严重不良反应而停药。

267. 害怕增加阿片类药物剂量，凑合缓解部分疼痛就可以了？

有些患者因害怕药物成瘾而不敢增加阿片类药物剂量，造成用药剂量不足，这样会导致镇痛不足，长期的疼痛刺激将使疼痛进一步加重，导致神经病理性疼痛等难治性疼痛，形成恶性循环。对于癌症患者，疼痛治疗的主要目的应该是根据患者具体情况合理、有计划地综合应用有效镇痛治疗手段，最大限度缓解癌痛症状，持续、有效地消除或减轻疼痛，降低药物的不良反应，最大限度地提高患者的生活质量。理想的镇痛治疗应该是使患者达到无痛休息和无痛活动，消除疼痛是患者的基本权利，所以每位癌痛患者都不应该忍受不必要的疼痛，要相信疼痛是可以控制的，要在医生的指导下最大限度地缓解自身疼痛。

268. 癌痛患者在接受其他抗肿瘤治疗的同时可以使用镇痛药吗？

许多癌症患者在进行化疗、放疗、手术治疗或其他抗肿瘤治疗的过程中出现疼痛，这些患者通常会担心镇痛药会影响抗肿瘤治疗的效果而尽量忍受疼痛。目前的研究显示，镇痛药对其他抗肿瘤药没有不良影响，良好的镇痛有助于患者顺利完成其他抗肿瘤治疗。

269. 一旦使用阿片类药物就不能停止，需要终身用药吗？

一些服用了阿片类镇痛药的癌痛患者接受化疗、放疗、手术治疗或其他抗肿瘤治疗后，肿瘤得到了控制，疼痛明显减轻后，这些患者想知道镇痛药是否可以停止服用。答案是只要疼痛得到满意控制，可以随时安全停用阿片类镇痛药。吗啡每天用药剂量在30～60mg时，突然停药一般不会发生不良反应；长期、大剂量用药者，突然停药可能出现戒断综合征，所以长期、大剂量用药的患者应在医生指导下逐渐减量至停药。

270. 哌替啶是最安全有效的镇痛药吗？

不少患者在文学和影视作品中获得这样的认知，认为哌替啶就是杜冷丁，是治疗癌痛的非常有效的药物。常有患者对医生说："我疼得很厉害，吃药没用，我要打杜冷丁。"这种观点是错误的，目前，世界卫生组织已不再推荐使用哌替啶（杜冷丁）作为癌痛患者的镇痛药物。哌替啶的镇痛作用强度仅为吗啡的1/10，在体内的代谢产物具有潜在神经毒性及肾毒性，且对疼痛的控制时间很短。此外，因哌替啶口服吸收利用率差，多采用肌内注射给药，肌内注射使患者注射局部产生硬结和新的疼痛感，不宜用于慢性癌痛的治疗。

271. 长期服用阿片类药物的患者有最大剂量的限制吗？

阿片类药物是目前发现镇痛作用最强的药物，并且没有"天花板效应"，镇痛作用随剂量的增加而增强，因此，并不存在所谓最大或最佳剂量。对个体患者而言，最佳剂量是同时获得最有效的镇痛作用和可耐受的不良反应。所以，只要镇痛治疗需要，都可以使用最大耐受剂量的阿片类镇痛药，以缓解疼痛。

272. 两种长效阿片类药物能否联合使用？

首先，要告知患者这属于不规范用药，没有任何权威癌痛诊治指南推荐这样用药。其次，也没有必要这样做，在医生指导下可以通过增加单一阿片类药物的剂量来实现良好的镇痛效果。此外，还要告知患者联合应用长效阿片类药物是有害的，两种长效类阿片药物作用机制相似，药理作用叠加，不良反应发生的种类以及发生概率均有可能会增加，且用药剂量不容易掌控，一旦过量，出现的不良反应难以应对。

273. 癌痛患者如果合并有神经病理性疼痛如何处理？

神经病理性疼痛是由于神经系统损伤或受到肿瘤压迫或浸润所致的一种难治性疼痛。患者在服用阿片类镇痛药的同时应根据疼痛的不同表现联合应用其他辅助药物。表现为烧灼样疼痛的患者可加服三环类抗抑郁药，如阿米替林、多虑平等；表现为电击样疼痛的患者可加服抗惊厥药，如加巴喷丁、卡马西平等。

274. 口服阿片类控释片控制疼痛趋于稳定，但有时会出现突发性疼痛怎么办？

突发性疼痛也叫暴发痛，是指在持续、恰当控制慢性疼痛已经相对稳定基础上突发的剧痛。突发性癌痛常被患者报告为无规律性、散在发生、急性发作、持续时间短、瞬间疼痛加剧、强度为中度到重度，可以超出患者已控制的慢性癌痛水平。暴发痛可以是与原发性疼痛一致或者感觉完全不同的阵发性疼痛，它可以因不同诱发因素而发作（与肿瘤相关、与治疗相关、伴随的其他疾病），病理生理机制也可能不同（伤害性疼痛、神经源性疼痛、复合性疼痛）。暴发痛可以干扰患者的情绪、日常生活（睡眠、社会活动、生活享受等），对疼痛的总体治疗产生负面影响，所以，及时治疗暴发痛非常有必要。患者需要及时告知医生存在突发性疼痛，而不要因为暴发痛的持续时间短而忍受疼痛。目前，治疗突发性癌痛的主要方法为在医生的指导下使用合适补救剂量即控释或速释型阿片类药物，并根据暴发痛的原因合理应用辅助药物等。

275. 治疗癌痛除口服镇痛药外，还有哪些方法？

癌痛的原因多样、性质复杂，所以癌痛的综合治疗也显得很重要。目前，癌痛治疗的方法很多，除口服镇痛药治疗外，还有放疗、化疗、介入治疗、放射性核素治疗、神经阻滞、脊髓刺激、射频消融、中医中药辅助治疗及心理治疗等方法。

276. 对癌痛患者进行心理治疗有什么意义？

癌痛的顽固和持续存在，使之比其他任何症状更易引起患者的心理和精神障碍，而且抑郁、焦虑等不良情绪能明显地加重疼痛的感知和体验，所以在控制癌痛的同时引入心理和精神治疗越来越受到人们的关注。心理治疗是通过宣传教育，增进医生、患者、家属间的交流，使患者获得相关知识，采用转移注意力、放松训练、精神治疗等方法引导患者正确看待身体的感觉和现实，纠正错误认识，改善或重建对现实问题的看法和认知，改变身体对疼痛的反应，增强患者的治疗信心，对有效地控制癌痛起到很好的辅助作用。

（九）中医治疗

277. 中医在肿瘤治疗中有哪些优势？

中医治疗在抗肿瘤治疗中主要起辅助作用。恶性肿瘤属于"正虚邪实"的疾病，治疗过程中强调整体观念、辨证论治，一方面要"扶正"，另一方面要"祛邪"，重在扶正固本，兼以祛邪。虽然中医药直接抗癌作用不显著，但可以与放化疗等进行配合，减轻患者在上述治疗过程中所出现的一些副作用，包括恶心、呕吐、食欲减退、乏力、白细胞减少、免疫功能下降等，从而改善患者症状、提高生存质量。现代中药药理研究发现，许多中药正是通过调节肿瘤患者的机体免疫功能达到抑制肿瘤的目的，特别是补益类及活血类中药。在恶性肿瘤治疗中，中西医各有优势，不能互相替代。

278. 中药有抗癌药物吗？

中医治疗肿瘤的常用药物种类繁多，包括扶正固本、清热凉血、理气解郁、化痰散结、活血化瘀和以毒攻毒等。大家平时所说的抗癌中药，主要是狭义上的抗癌中药，专指以毒攻毒类药物，包括藤梨根、海藻、白花蛇舌草等。其实，具有广义抗癌作用的中药既包括以毒攻毒类药物，也包括扶正固本类药物，如黄芪、人参、何首乌、紫河车等；清热解毒类药物，如藤梨根、海藻、白花蛇舌草等；化痰散结类药物，如山慈菇、皂角刺等；活血化瘀类药物，如石见穿、䗪虫、莪术等。这些都属于广义上的抗癌中药。

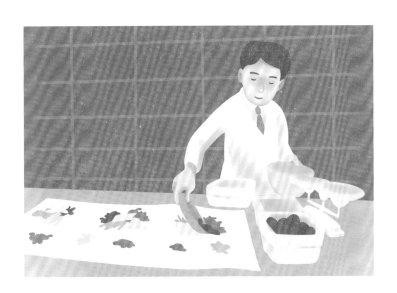

279. 中医药和放化疗能同时应用吗？

许多患者和家属会有这样的疑问：中医药与放疗或化疗药物会不会有冲突？会不会影响放化疗的效果？它们能同时进行吗？多年来，大量的临床实践告诉我们，中医药与放化疗之间一般不会发生冲突。中医药治疗是肿瘤综合治疗中的方法之一，适用于肿瘤患者治疗的各个阶段，在不同阶段，中医药发挥着不同的作用。放化疗期间，西医治疗方法是抗肿瘤治疗的主力军，中医药治疗处于辅助地位，侧重于为放化疗"保驾护航"。通过益气扶正、填精养血、调理脾胃等治疗方法，改善或减轻患者的不良反应，目的在于使患者的放化疗治疗得以较顺利进行。由于目前部分中药对肝肾具有一定损伤性，如果放化疗期间出现严重的肝肾功能损害，中药治疗一定要慎重。

280. 中药在鼻咽癌治疗中有何作用？

在鼻咽癌放疗过程中，中药主要起到"扶正"的作用，配合放疗使治疗顺利完成。有些中药会减轻放疗副作用，如口干、鼻咽部干燥、咽喉疼痛、吞咽困难、口腔溃疡等，这时可辨证选用养阴生津、清热解毒之剂；在鼻咽癌靶向治疗中出现的副作用如皮疹，可在中医医生指导下使用中药洗剂对症治疗。

281. 放疗过程中，能吃抗癌中药吗？

虽然中医在肿瘤治疗中能够发挥作用，但在鼻咽癌治疗过程中，仍然不能成为主角，若需联合，建议到正规中医院就诊治疗。若放疗过程中同步化疗，为避免肝肾毒性，建议暂缓中药治疗。

282. 放疗后可以吃中药吗？

中医治疗肿瘤强调整体观念、辨证论治、个体化治疗、以人为本，注重患者生活质量的提高。放疗结束后，可在正规中医院就诊，在中医医生指导下合理使用中药。中药更多的优势体现在对身体的调理，例如接受过放化疗的患者，一般体质较弱、食欲较差，服用一些改善食欲、强身健体的调理类药物较宜。

（十）营　　养

283. 怎样判断患者的营养状态是否良好？

最简单的答案就是患者能够保持体重，如果治疗过程中体重没有下降或者下降非常少，说明进食量足够，营养状态比较好。营养充足的患者，在精神状态、体力方面都会比较好，治疗的效果也会更好，副作用也更轻微些。

284. 怎样判断患者的营养是否充足？

鼻咽癌放疗过程中，都会出现放疗或者是合并化疗带来的相关副作用，导致进食量下降，继而造成营养不足，最容易观察到的表现就是患者的体重下降。然而，一旦出现体重下降的情况，就提示营养不良已经存在一段时间而且比较严重了。除了体重监测，医生还会通过化验结果监测，营养不良的早期表现为转铁蛋白下降、血清铁浓度下降，并且后续可能进一步出现贫血、白蛋白减低等表现。

285. 怎样判断患者需要补充多少营养（热量/蛋白质）？

放疗过程中患者出现进食困难，导致进食量下降，营养供应不足，则需要通过其他途径进行补充，但需要补充多少？怎么补充呢？患者自行衡量的简单办法是：先评估患病前（健康状态时）的进食量是多少，现在因为疾病或者治疗原因减少了多少，这个减少了的量就需要通过肠外或者肠内营养的途径来补充。一位鼻咽癌患者，每天需要的能量为30kcal/kg，那么一位60kg的患者，每天需要摄入1800kcal的能量。如果进食减少了1/3，则需要有肠外或肠内额外提供600kcal的能量，这些能量需要由糖和脂肪各提供一半。

对于患者来讲，比较困难的是怎么确定糖和脂肪的含量。因为鼻咽癌患者的胃肠道功能是健全的，医生鼓励通过肠内营养来解决营养不够的问题。目前在医院或药店都能买到营养液、营养粉，并且对合并有糖尿病的患者提供了专门的营养液。这些营养制剂解决了营养物质配备的问题（也就是说怎么配制糖、脂肪、蛋白质、微量元素和维生素等问题），而且上面会标明1ml能提供多少能量，或1g能提供多少能量，患者可以根据该信息调整需要补充的量。当患者在治疗期间出现不良反应，如放射性黏膜炎等，除了满足基础代谢需求量，还需要额外补充更多的热量来促进修复不良反应损伤。

286. 肠内营养和肠外营养有什么不同？哪种方法营养好？

肠内营养系采用经口、鼻饲等方式将营养素输送入胃部，并经过胃肠消化吸收获得人体所需营养的方式；肠外营养也称静脉营养，系指经静脉将营养素输入人体内。能经静脉输入人体内的营养素包括葡萄糖、氨基酸、蛋白质水解物、矿物质、微量元素、维生素和脂类等。但只要患者能进食，建议尽量采用肠内营养方式给予营养。肠内营养方法完全符合机体生理消化过程；肠外营养尽管也能补充营养以满足机体生理需求，但长期使用会造成肠道屏障功能低下，导致感染等并发症发生。

287. 什么是营养素？有何功能？

营养素即用来满足机体正常生长发育、新陈代谢和日常活动所需的物质。主要成分包括蛋白质、脂类、碳水化合物、维生素、矿物质、膳食纤维和水。

营养素的功能是提供人体需要的能量，构成人体组织和器官，维持正常生长发育、新陈代谢和各种生命活动。

288. 什么是膳食纤维？有何作用？

膳食纤维是一类来源于植物、不被小肠消化酶水解而直接进入大肠的多糖和极少量木质素类物质，又分为可溶性膳食纤维（果胶、树胶和植物多糖等）和不可溶性膳食纤维（纤维素、木质素和半纤维素等）。膳食纤维来源于谷类纤维、燕麦纤维、番茄纤维、苹果纤维、魔芋葡聚糖纤维、抗性淀粉等。可溶性膳食纤维可减缓葡萄糖在小肠的吸收速度、降低血清胆固醇、延缓胃排空等；不可溶性膳食纤维可增加粪便的重量、刺激肠蠕动、减少粪便的平均通过时间等。

289. 哪些食物中可能含有致癌因素？

目前统计数据显示大约有50%的癌症患者患病与饮食和营养因素有关，这些因素包括食品本身成分、污染物、添加剂以及食品烹饪加工不当所产生的致癌因素。与这些因素有关的食品包括：

（1）腌制食品：比如腌肉、咸鱼、咸菜等，这些食物中含有较多的二甲基亚硝酸盐，在人体内可以转化为二甲基亚硝酸胺，这是一种致癌物质，可以引起食管癌、大肠癌等多种恶性肿瘤。

（2）烧烤食品：比如备受人们喜爱的烤羊肉串、烤牛排等。这些食物中由于在烧烤时沾染了大量的碳燃烧物，而且存在很多烧焦的成分，都含有较多的致癌物质。

（3）熏制食物：比如熏肉、熏鱼等，这些食物的制作过程类似烧烤过程，熏制使用的烟雾会使大量致癌物质附着于食物上。

（4）油炸食品：油炸食物时可产生致癌物质。油炸食物时使用的油，如果多次高温使用也会产生致癌物质。

（5）霉变食物：霉变的食物中含有一种叫作黄曲霉菌的毒素，这些黄曲霉毒素也是较强的致癌物质。

290. 如何选择富含维生素的食物？

对于癌症预防或保健，推荐多吃新鲜蔬菜和水果。蔬菜和水果中不但含有丰富的抗氧化剂，如类胡萝卜素、维生素C[1]、维生素E[2]等，还含有植物化学物质，包括萜类化合物、有机硫化合物、类黄酮、植物多糖等。这些植物化学物质具有抗氧化、调节免疫力、抑制肿瘤等作用。有充分的证据表明蔬菜和水果能降低口腔、咽、食管、肺、胃、结直肠等癌症的发病风险（富含维生素的食物来源见表4）。

表4　常见维生素、微量元素、宏量元素含量丰富的食物

维生素	食物来源
维生素C	鲜枣、柑橘类、刺梨、木瓜、草莓、芒果、西蓝花
维生素A	动物肝脏、甘薯、胡萝卜、菠菜、芒果
维生素B_1	猪里脊肉、绿茶、糙米、花斑豆、烤土豆
维生素B_2	玉米、紫米、黑米、大麦、菠菜、鸡肉、鲑鱼
维生素B_3	鸡肉、金枪鱼、牛肉、花生
维生素B_{12}	牡蛎、蟹、牛肉、鲑鱼、鸡蛋、叶酸、菠菜、橘子、莴苣、生菜
维生素D	蛋黄、动物肝脏、鱼类、强化牛乳
维生素E	坚果类、植物油类、鹅蛋黄、木瓜
铁	猪肝、鸡肝、牡蛎、牛肉、什锦豆类
硒	坚果、猪肾、金枪鱼、牛肉、鳕鱼
锌	牡蛎、小麦胚粉、山核桃
钙	酸奶、奶酪、牛奶、沙丁鱼、豆干、黑芝麻
钾	香蕉、黑加仑、龙眼、小麦胚粉、豆类、干银耳、紫菜

1　维生素C：富含维生素C的食物主要是新鲜的蔬菜和水果，如西红柿、青菜、韭菜、菠菜、柿子椒、柑橘、橙子、柚子、红果、葡萄等。

2　维生素E：富含维生素E的食物有各种油料种子及植物油，如麦胚油、玉米油、花生油、芝麻油、豆类、粗粮等。

（十一）正在探讨的其他治疗

291. 什么是鼻咽癌的诱导化疗＋同步放化疗？

诱导化疗也称为新辅助化疗，主要是在放疗前应用2～3个周期化疗，能降低远处转移风险，同时缩小瘤体，在放疗时可以更好地保护正常器官，减少放疗并发症。部分鼻咽癌患者原发肿瘤发现比较晚，同时颈部淋巴结也比较多且大，这类肿瘤出现远处转移的概率大，需要先行诱导化疗。诱导化疗一般采用多药联合的方案，每3周1次；同步放化疗是指诱导化疗后进行的根治性治疗策略，不仅是放疗，同时还联合标准的每3周1次的同步化疗，同步化疗与诱导化疗一般药物方案不同，整体反应比较轻。

292. 现在有哪些降低鼻咽癌治疗不良反应的临床研究？

鼻咽癌整体对放化疗比较敏感，随着调强放疗技术、药物治疗等手段的应用，5年整体生存率超过了80%。特别对于低危鼻咽癌患者，标准放化疗后5年生存率甚至超过了90%，降低放化疗相关损伤是目前的主要研究方向。主要包括减少同步化疗次数、采用反应轻的同步化疗药物、诱导化疗有效患者降低放疗剂量等模式。

293. 我们为什么需要新药？

绝大部分抗肿瘤药物，都会出现耐药性。耐药性分为原发性耐药和继发性耐药，原因非常复杂，与肿瘤细胞本身的基因突变、肿瘤细胞的转移以及肿瘤细胞的增殖方式等因素有关。新药的开发可以为目前无法治愈或治疗难度较大的疾病提供新的治疗手段，从而帮助患者获得更健康和更高质量的生活；可以预防一些疾病的发生，例如疫苗等，从而降低人们患病的风险；可以推动医疗技术和医疗设备的发展，使医疗水平得到不断提高。

294. 为什么进行靶向药物的研究？

靶向治疗主要针对癌症细胞的标志性分子，可以通过定向抑制肿瘤细胞的增殖、诱导细胞凋亡、抑制转移等机制来治疗肿瘤。相比传统的放化疗，靶向药物更加精准，对正常细胞的影响通常较小，因此在某些情况下可能产生较小的不良反应。

295. 什么是抗肿瘤新药临床试验研究？

药物创新可以更好地帮助患者，而如何实现这一愿望需要严谨科学的临床试验，并将结果有效地转化为临床实践。临床试验是在人体内进行药物安全性、疗效性以及适用人群的药物试验，所有药物都要经过临床试验才能应用于广大患者群体，如果临床研究结果证明该药是安全、有效的药物，它才能进入市场，为患者使用。

296. 抗肿瘤新药是怎么研发出来的？

新药的研发是一个十分复杂的过程，临床前研究包括从药物筛选开始到进行各种动物实验，一般需要进行药理实验、急性毒性实验、慢性毒性实验、药代动力学实验、致畸实验、致癌实验、过敏实验等，能够在动物体内得到的实验数据都会在实施人体试验前完成。这些动物实验的对象不仅包括小型动物如小鼠、大鼠等，还包括大型动物如犬、猴等。动物实验资料需要递送到国家药品监督管理局，经过严格的审批程序后才可能获得进入临床研究的批文。从药物筛选到进入临床研究只有百分之几的成功率。

297. 一种新药的研发需要多长时间？为什么？

新药研发上市大概需要10～15年，需要经历以下流程：药物设计开发一般2～3年；临床前研究一般2～4年；临床试验中，Ⅰ期和Ⅱ期临床试验分别需要大约2年，Ⅲ期临床试验也需要2～3年，此外，每两期试验之间还要得到国家药监部门的审批，在顺利的情况下一般需要7～10年才能完成。

298. 患者如何能够参加新药临床研究？

患者参加临床研究的主要步骤如下。

（1）搜索鼻咽癌相关临床试验：具体可以通过药物临床试验登记与信息公示平台网站查询临床试验信息、咨询药物临床试验机构等方式寻找正在招募受试者的临床试验。

（2）确定是否符合条件：每项临床试验都有特定的入选标准，包括性别、年龄、疾病情况、症状严重程度等。通过查看试验信息初步确认自己是否符合入选条件。

（3）联系研究机构：如实告知个人信息和健康状况，同时表达想参加临床试验的个人意愿。

（4）签署知情同意书：如果研究医生认为可以成为试验的参与者，他们会通过初步评估来确认是否适合参与特定的临床试验，并提供试验的详细信息和知情同意书。研究医生会详细解释这项临床试验的目的、过程以及参加试验可能存在的风险和益处。

（5）参与临床试验：需要遵守临床试验的方案，如进行方案规定的检查、定期接受治疗、如实记录自身情况、按时提交记录等。在试验的整个过程中，可与研究人员随时联系，如有任何不适情况可及时告知。

（6）随时退出的权利：参加临床试验是自愿的，可以拒绝参加，也有权随时在试验的任何阶段退出。退出临床试验不会遭到歧视或报复，医疗待遇与权益也不会受到影响。

299. Ⅰ期、Ⅱ期、Ⅲ期、Ⅳ期临床试验分别是什么？

（1）Ⅰ期临床试验：也称临床药理和毒性作用试验期。Ⅰ期临床试验是检验新药对正常健康人及患者是否有毒性或其他害处的临床试验，包括初步的临床药理学研究、人体安全性评价试验及药代动力学试验，为制订给药方案提供依据。人体安全性评价可通过耐受性试验来完成，药代动力学试验的目的是了解人体对试验药物的吸收、分布、代谢、消除等情况。

（2）Ⅱ期临床试验：也称治疗作用探索阶段、寻找最佳剂量阶段。该阶段的目的是找到药物的最佳剂量和初步评价药物对目标适应证[1]患者的治疗作用和安全性，同时为确定Ⅲ期临床试验研究设计和给药剂量方案提供依据。其中，药物的最佳剂量为患者可获得积极有效治疗的最小剂量，这样可保证更小的副作用和更大的收益。Ⅱ期临床试验一般采用严格的随机双盲对照试验，以平行对照为主。通常应该与标准疗法进行比较，也可以使用安慰剂。

（3）Ⅲ期临床试验：也称治疗作用确证阶段和上市前研究，是指通过更大规模的人体临床试验全面评价药物的疗效、安全性和剂量的研究。该研究目的是确认各个阶段收集的初步证据的可靠性，证明疗效安全性、评估不良反应、评估与其他药物的相互作用、可能的禁忌证、与其他产品相比的治疗优势、对卫生经济和生活质量的影响等，该阶段是为药品进行新药注册申请提供依据的关键阶段。只有25%～30%的Ⅱ期临床试验进入Ⅲ期临床试验。与前两阶段的试验相比，Ⅲ期临床试验会增加受试者接触试验药物的机会，既要增加受试者的人数，也要增加受试者用药时长，同时研究药物对于不同的患者群体（性别、年龄段、人种、同时合并有其他疾病等）的治疗效果。此外，Ⅲ期临床试验还可以用已获批准的医药产品来研究尚未批准的适应证，或用已知的活性成分来研究新的剂量，也可以是全新的组合。

（4）Ⅳ期临床试验：也称后市场研究，是指在药物上市之后，针对药物使用的真实情况和长期安全性等方面进行的研究。该类试验既可以纠正前期临床试验的偏差，验证上市前临床试验的结果，弥补缺

1 适应证：指某一种药物或诊断治疗方法所能诊断治疗的疾病范围或疾病状态。

乏的资料和信息，也可以直接作为申报新适应证的材料。最重要的是其可以探讨新的治疗方法，如不同人群、不同联合用药的组合，推翻旧的金标准，建立新的金标准，提供新的治疗思路。因此，Ⅳ期临床试验是对Ⅰ、Ⅱ、Ⅲ期试验的补充和延续。另外，与前三个阶段的临床试验相比，Ⅳ期临床试验更关注药物在真实临床实践中的应用情况和效果，更具有现实意义。不过值得注意的是，Ⅳ期临床试验与真实世界研究还是有区别的。真实世界研究是利用真实世界数据（指传统临床试验以外的，从多种来源收集的各种与患者健康状况和常规诊疗及保健有关的数据）开展的研究，Ⅳ期临床试验只是属于真实世界研究的一种，并不等同于真实世界研究，两者属包含关系。

300. 什么是临床研究中的知情同意？

知情同意，指受试者被告知可影响其做出参加临床试验决定的各方面情况后，确认自愿参加临床试验的过程。该过程应当以签署姓名和日期的书面形式的知情同意书作为文件证明。伦理委员会应当确保在知情同意书、提供给受试者的其他书面资料中说明了为受试者提供补偿的信息，包括补偿方式、数额和计划。为了保护受试患者参加临床研究中的权益，使其了解研究药物的性质及试验的过程，我国和国际上都建立了相应的《新药临床研究质量管理规范》，简称GCP规范。要求所有临床研究都必须经过伦理委员会审批，审批的内容包括临床研究方案、知情同意书等。

知情同意书是为参加临床研究的受试者（健康志愿者及患者）提供的一份书面文件。参加临床研究之前，研究者（临床医生）会就这份告知书的内容向受试者讲解，其中包括临床研究的内容、背景、新药物的作用机制、已获得的临床研究结果、将要开展的临床研究内容、受试者可能面临的风险、可能的受益等，最重要的是受试者必须是自愿参加的，而且随时可以退出，受试者的隐私是得到保护的。受试者可以在医生与他进行知情同意谈话时充分地提问并应得到答案，患者在自愿的情况下签署知情同意书，同时可以保留这份同意书。签署知情同意书后就意味着参与了临床研究。

四、复查与预后篇

301. 如何以平常心面对复查?

有的患者出院后,不愿到医院接受复查,大有"我与癌症一刀两断"的感觉,而这其实是一种逃避心理,害怕疾病的复发与转移,不愿、不想,也不敢去面对,一味地躲避。但是不到医院复查,一旦身体出现问题就会错过最佳治疗时期,失去挽救生命的机会,那将追悔莫及。因此应勇于面对疾病,认识到复查也是今后身体康复的必经阶段,既然治疗已经有了好的效果,就要善始善终,将复查进行到底。

而复查前后的心理波动,又是很多患者面临的另一大难题。有的患者每当要去医院复查前都会万分紧张与焦虑,害怕真的复发了,那种恐惧与不安再次萦绕心头、挥之不去,直至复查结果显示一切正常时才消除。此时,除了进行自我心理调节外,患者还可以尝试放松自己,什么都不想,只是尽自己最大的努力做好当前的事,这样可以在复查前后获得一些内心的平静。如果这些方法都不能缓解患者的紧张、焦虑甚至是失眠等症状时,应当到正规的心理门诊就诊。

302. 复查时间有什么要求?

鼻咽癌患者经专科治疗后,一般都能获得较满意的效果,很多患者可以康复甚至恢复工作。但治疗后即使身体状况较好者,其体内仍可能有残存的癌细胞,当条件合适时,还可能"卷土重来"。因此,为防止肿瘤复发,巩固治疗效果,早期发现复发,给予及时处理,定期复查就显得非常重要。

那么,肿瘤患者治疗结束后应多长时间进行复查呢?鼻咽癌放疗后出现的肿瘤复发或转移，大部分都发生在治疗后前3年，如果及时发现问题，患者仍有机会治愈。所以建议放疗后第一次复查是在结束治疗后1个月，如复查结果显示肿瘤消退满意并且未发现其他器官转移，在治疗结束后的第1～2年，每2～3个月复查1次；第3～5年，每4～6个月复查1次；5年以后每年复查1次。如果条件允许，复查要伴随终身。

303. 复查内容有什么？

门诊复查主要包括临床查体、抽血化验、影像扫描及鼻咽镜检查四部分。①临床查体：放疗科专科医生会评价患者疾病治疗效果，并发症是否出现及其处理效果。②抽血化验：包括EB病毒、甲状腺及垂体功能、肝肾功能、血常规等。③影像扫描：鼻咽及颅底部MRI扫描、颈部MRI或CT、颈部浅表淋巴结超声、胸部CT、腹部超声或CT、骨扫描等。④鼻咽镜：纤维鼻咽镜或间接鼻咽镜。

如果复查发现鼻咽部或其他部位有可疑肿物，必要时须进一步对肿块行活检病理分析。

304. 门诊复查患者需注意什么？

复查需到肿瘤专科医院进行。就诊前需携带肿瘤治疗前后的影像诊断检查资料，便于与复查时的检查结果相比较。就诊期间需将治疗后的症状改善及新出现的身体异常等情况告知门诊复查医生，有助于医生作出及时且准确的判断。全面复查资料完善后，患者需向复查医生了解是否需要进一步治疗、注意事项及下次复诊时间。

305. 复查为什么要查甲状腺功能？

甲状腺是人体最大的内分泌腺体，位于颈部。其分泌的甲状腺激素在人体生长、发育、代谢各个方面，起着十分重要的作用。鼻咽癌放疗后有大约20%的患者，会出现甲状腺功能减退症状，是放疗后经常出现但却易被忽视的并发症。其主要表现为畏寒、乏力、食欲减退、嗜睡、体重增加、皮肤粗糙、水肿、月经过多等。这主要是因为中枢和外周两方面因素引起的：①鼻咽从解剖位置上毗邻下丘脑和垂体，放疗照射部分影响下丘脑-垂体轴的功能，进而影响其支配的甲状腺分泌功能。②鼻咽癌照射颈部淋巴引流区时，部分甲状腺不可避免在照射区域内。

甲减的临床症状因为缺乏特异性，主要通过实验室抽血检查甲状腺功能才能确诊。为了更好地改善放疗后患者的生活质量，复查时建议常规复查甲状腺功能，做到早诊早治。同时开展适形调强等精确放疗技术，有望进一步减少放疗对垂体、甲状腺腺体的损伤，减少甲减的发生。

306. 鼻咽癌患者放疗后出现什么症状应立即复查？

当治疗结束后已消失的症状重新出现，如重新出现经常性涕中带血、耳鸣，出现视物重影、视力下降、面部麻木等；进行性加重的骨骼疼痛或上下肢活动肌力下降；上腹痛，肝区不适；无诱因持续发热、咳嗽、痰中带血、呼吸困难等。出现以上症状，建议尽快到医院就诊，通过进一步检查，明确有无肿瘤局部复发或肝脏、肺部、骨等远处转移，及时给予进一步治疗。

307. 出现浑身酸痛应注意什么？

患者在家期间如出现肢体或颈部、肩部、背部持续酸痛，需注意以下几点：①疼痛症状是否持续存在？②是否伴发上肢或下肢活动无力、麻木？③是否发生于固定的部位，用手压迫后疼痛症状加重？④大小便是否有困难？如出现以上任何情况，必须到肿瘤医院进一步排查有无骨转移的出现。

308. 鼻咽癌患者放疗后脸肿了，下巴下面多出一块肉来是怎么回事？

鼻咽癌根治量放疗后1～2个月常引发面颈部、下颌区肿胀，可伴有轻度咽喉部水肿改变，患者发现下巴下面突然多出一块肉，这是因为颈部软组织受到射线照射后，淋巴回流不畅，而且下巴下面（颏下区）软组织疏松，导致淋巴液容易聚集在下巴内，形成双下巴或者水囊样改变。一般不需要处理，几个月后会逐渐消退。若水肿较重或伴有不适症状，可在医生指导下间断使用消水肿药物或活血化淤药物，以减轻症状。

309. 怎样护理牙齿？

放疗前需要认真进行口腔处理，口腔科医生结合颌骨曲面断层像等相应检查，将可能引起颌骨炎性病变的龋齿、残根等在治疗前去除，去除引起严重颌骨炎的隐患；放疗中及放疗后要认真刷牙，三餐后及时漱口，并选择含氟牙膏，配合小头细软刷头的牙刷轻柔仔细地清洁牙齿，建议使用牙线；避免咀嚼过硬食物或硬物损伤牙齿；如出现牙周疾病或需拔牙，需向牙科医生告知放疗病史。

四、复查与预后篇

310. 为什么有时耳内会有液体流出？

放疗鼻咽部肿瘤时，部分射线照射到耳道，有的患者出现耳道黏膜湿性反应或中耳积液，表现为睡觉后发现耳内出现清亮液体。这时需注意避免外来脏水、脏物污染耳道，导致继发化脓性中耳炎，必要时予抗菌药物滴耳剂局部滴用，如出现明显耳鸣、耳痛、发热，需考虑全身抗炎，防止感染加重。

311. 肿瘤复发了怎么办？

恶性肿瘤（癌症）是一种慢性疾病，复发的原因有很多，除了肿瘤，患者可以控制和调整的是自己的心态和情绪，逃避、恐惧的心态只能是暂时的，没有任何帮助。在发现肿瘤复发、转移时，悲观、失望等负面情绪，反而会对疾病的预后十分不利，吃不好、睡不着，精神状态不好，身体状况差，抵抗力下降，都会导致恶性循环。复发、转移不等于死亡，采取积极的态度，把有限的精力集中在积极解决现有的问题上，继续与肿瘤作斗争，往往会收获意想不到的效果。

（1）建立良好的医患关系。相互信任、相互尊重可以增强医患共同抗癌的信心。要坚信医生能为患者制订最佳的治疗方案，随着新药、新的治疗方法的出现，部分复发转移的患者是可以治愈的，战胜癌症需要患者配合医生治疗，更需要坚持不懈的毅力。

（2）家人、朋友对患者生活、情感上的帮助与支持很重要。生活上，他们可以护理患者、承担家务等，为患者提供无微不至的照顾；在门诊看病时，家属可以帮助排队挂号、预约检查；住院期间负责患者的衣食住行，办理住院、出院手续；与医务人员沟通，协助患者做一些决定，比如对一些检查、治疗方案，难以做出选择时，家属、朋友是最好的参谋；情感上，家属、朋友可以帮患者分忧解愁，为患者打气；给予鼓励，树立信心，与患者共渡难关。患者内心的担忧、疑虑，可以及时向家人、朋友诉说、排解。

（3）如果患者心情持续不好，心理压力大，要及时向心理医生寻求帮助。很多人都认为看心理医生就是得了精神病，顾虑重重，其实，心理医生可以为患者打开心结，消除或减轻负面情绪，释放心理压力，有助于提高治疗效果。

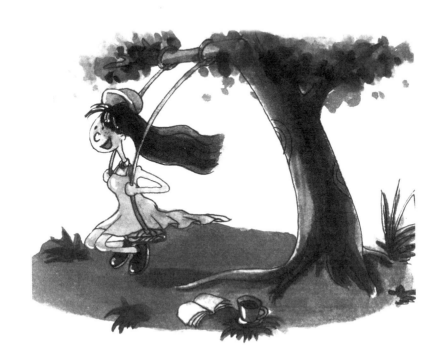

（4）转移注意力，做力所能及的事。确定复发或转移后，患者之前建立的信心可能会被摧垮。这个时候，要尽快调整，重新建立目标，重新燃起斗志，切忌独自在家胡思乱想。有些患者选择出去旅游，在家里做家务，把自己的抗癌心路记录下来等。

（5）养成良好的生活习惯。适当锻炼、合理饮食、规律作息，保持良好的身心状态，为新的治疗做准备。

五、心理调节篇

312. 我是家里的顶梁柱，得了鼻咽癌怎么办啊？！

鼻咽癌的发病年龄最常见的是40～50岁，这个年龄段的人正是风华正茂，家庭事业都离不开自己的时候。上有老、下有小，在家里是主心骨、顶梁柱，在单位还是骨干力量，方方面面都离不开，处于非常重要的人生阶段。不幸的是，被突然确诊为鼻咽癌，忽然间感觉天都塌下来了，眼前一片茫然，不知所措，会有无数个怎么办在问自己。

此时，患者一定要发挥在这个年龄段的优势，如有比较丰富的人生阅历，经历过很多挫折和锻炼。为患者提供下面几点建议。

（1）很快冷静下来，放下手中所有的工作，勇敢地面对现实，勇敢地接受挑战，把肿瘤当成人生中的一个挑战。我的一位病友说："鼻咽癌的治疗，就两个多月，我把它当成一个项目、一项工作、一个难题，尽管有困难，一定能完成。"我觉得她说得很好，心态非常良好。良好的心态是获得好的治疗效果的保证。有调查研究结果显示：心态好的患者比那些焦虑、紧张的患者疗效更好。所以，患者要保持良好的心态，勇敢地面对，不畏惧肿瘤，相信鼻咽癌能够治好。

（2）及时正确就医。患有肿瘤，最好到肿瘤专科医院就诊和治疗，肿瘤专科医院分工比较细，专业方向明确，治疗技术和水平相对较高。鼻咽癌以放疗为主，放疗设备一般在大型医院才配备。除特别晚期的患者有可能没有机会做放疗外，绝大多数患者均需要接受放疗。如果有谁说，鼻咽癌吃点药，做做化疗就能治好，千万不要相信，尤其不要相信祖传秘方，受江湖骗子、游医的骗。

（3）为家人树立榜样。有些患者是家里的顶梁柱，有的有孩子，孩子正在成长过程中。患了肿瘤，对整个家庭都会有影响，正因为无法回避，所以更要敢于直面，勇敢接受挑战，在孩子面前建立开朗、积极向上、勇于克服困难的人生态度，也不失为这场灾难带来的积极影响。

313. 我的亲人得了鼻咽癌，我该怎么办？

患鼻咽癌的患者年龄范围很广，在我们的医疗记录里，最年幼的只有8岁，最年长的80多岁。他们中可能是孩子、丈夫、妻子、父母等，周围都有亲人。一个人患病，会牵动他的所有亲人；亲人患病，作为他的至亲，一定也会着急，也会感到茫然失措，有时候甚至会希望宁愿自己得病，也不愿亲人得病。这种心态比比皆是，这也正是人间亲情和人性的光辉所在。那么作为患者的亲属，我该怎么办？

（1）带患者到正确的地方诊治。现代信息发达，人员交流广泛，可以通过很多途径获得正确的治疗信息，千万要到正规的医院就诊，不要相信小广告等。

（2）帮助患者树立战胜疾病的信心。目前鼻咽癌治疗效果好，放疗技术先进，治疗的副作用小，治疗后生活质量高，甚至有的和健康人一样；很多患儿在治愈后还考了大学；很多患者治疗后存活了很多很多年。鼓励患者，勇敢面对困难，保持积极开朗的心态。

（3）构建温馨的家庭氛围，使患者充分感受到亲情的温暖。在他最需要家人的时候，家人总是能够出现在他周围，给他关怀，给他鼓励。

（4）学会成为营养师，保证患者的营养供应。鼻咽癌治疗时间长，治疗过程中会出现黏膜炎、口腔疼痛，影响其进食。放化疗还会使患者食欲下降，导致营养供应不足。营养供应不足，体重下降，会导致治疗位置发生改变，最终会影响放疗的疗效。因此，治疗过程中，保证患者的营养非常重要，作为家属和亲人，要想方设法为患者提供他喜欢的食物以及高蛋白、易消化吸收的食物，并督促和鼓励患者进食。有胃造瘘管的患者，家属要每天多次地通过胃管提供食物，学会护理胃造瘘管，以免发生胃造瘘管脱出和堵塞。

314. 怎样调节患者和家属的心情以使其正确面对癌症？

由于传统观念，癌症被人们等同于不治之症，人们"谈癌色变"，所以一旦经过检查怀疑患了鼻咽癌，很多患者及家属都会出现焦虑、恐惧、抑郁等不良的情绪。如果没能很好地疏导这些负面情绪，既不利于疾病诊治过程的顺利进行，更会影响患者疾病康复后回归到正常的社会生活。据估计，20%～25%的癌症患者患有长期抑郁，症状包括失眠、丧失生活兴趣、焦虑、激惹、无原因躯体症状加重等。这就需要在诊疗过程中患者和家属尽可能调节好心态。

首先，在治疗前，患者及家属一定要树立战胜病魔的信心，因为大多数鼻咽癌患者是可以通过现代的医学技术治愈的，即使疾病已是中晚期，已出现淋巴结转移等情况，仍有许多彻底治愈的病例。其次，在治疗前，可以向医生详细了解诊治过程的安排、治疗中可能出现的不适反应及其应对方法，对治疗做到心中有数，可打消不必要的顾虑；在治疗中，一旦出现与治疗相关的不适症状，除了给予药物等对症治疗外，来自社会、家庭、朋友的支持鼓励，可让癌症患者认识到他们并非独自一人，可增强其治疗信心。另外，适当的户外活动、放松身心的冥想、聆听喜爱的音乐等都可转移患者对疾病的过度"聚焦"，正确面对癌症。

315. 是否应该告诉恶性肿瘤患者病情？知道病情后患者情绪通常如何变化？

大多数患者得知病情后一般会经历否认期-绝望期-接受期的情绪变化过程。当患者得知病情后首先进入否认期，表现为震惊、麻木、否认，对危机表现出一定的情感距离，而不是深陷痛苦之中；数天之后进入绝望期，表现为明显的痛苦、焦虑、忧郁甚至愤怒；随着时间的推移，患者会逐渐进入接受期，表现出对疾病的适应性，特别是随着治疗的开始，在其他人的帮助下，很快能很好地配合医护人员治疗，焦虑、抑郁程度明显减轻。此外，不了解自己病情的患者在为疾病的打击和接受治疗而感到痛苦时，如果得不到周围环境正确的引导和帮助，随着病情的进展，很难走出绝望期，会表现出明显的消极应对行为，焦虑、抑郁程度不断加重，对未来充满迷惑与绝望，甚至可能采取一些悲观绝望的应对方式。

所以，尽管患者知情后会有一些负面心理活动，但在正确引导下能够很快度过这段心理活动期，转而积极应对疾病。通过告知患者癌症是可以治疗的，帮助其正确认识疾病，了解当前的医疗水平和发展趋势，积极开导患者，提供患者间交流机会……都会消除患者的不确定感，从而促进其适应性反应，使其焦虑、抑郁的程度明显减轻。而对患者隐瞒病情的消极结果会随着时间而逐渐加重，不利于患者的治疗。

316. 家属应怎样照顾患者？

当疾病诊断得到证实后，本人及其家属就要面对身体、心理巨大的双重考验。这时需要患者家属在精神、物质、行动多方面给予患者无微不至的关怀。①鼓励患者勇于面对疾病，帮助患者消除悲观情绪；②协助患者完善治疗前相关检查，配合医生共同制订最佳治疗方案；③根据治疗需要，为患者提供健康均衡的治疗饮食，保障患者的营养支持；④创造温馨和谐的家庭氛围；⑤通过与社会、单位沟通，使患者感受到来自亲人朋友、单位同事的关怀支持，尽可能减轻患者治疗带来的经济压力，使其无后顾之忧地积极治疗；⑥敦促患者治疗后定期复查，并遵照医嘱进行必要的功能锻炼。

317. 我的病会传染给家里人或身边人吗？

鼻咽癌是不具有传染性的，不必担心患病后会传染给身边密切接触的人或配偶、子女等。

318. 鼻咽癌患者能结婚吗？

对于一位患有鼻咽癌的中青年患者来说，婚姻是一个需要面对的十分重要而现实的问题。和谐的家庭以及伴侣、亲人的强大支持对患者战胜疾病有着不可忽视的作用。但是无论是男性患者还是女性患者，一经被确诊为患了恶性肿瘤，且还没有得到彻底治愈的时候，从疾病治疗角度看，治疗期间最好不要考虑结婚的问题。这是因为在鼻咽癌放化疗期间，需要患者在体力、精神上保持较好状态去迎接高强度的治疗，该期间内应集中精力，积极治疗疾病，结婚烦琐的准备工作势必会影响患者休息及其体力恢复。建议在婚前应向对方讲明自己所患疾病的病情，这样对自己今后家庭的生活美满、和谐是有好处的，也有益于患者今后的进一步康复。

319. 我能要小孩吗？

许多恶性肿瘤的发生与遗传有着密切的关系，而且有些恶性肿瘤遗传概率很高，当有了子女以后，患者的子女要比其他健康人生育的子女更容易患恶性肿瘤。就目前所了解到的如神经母细胞瘤、肾母细胞瘤、视网膜细胞瘤等的遗传因素非常明显，这类肿瘤被称为遗传型肿瘤；另一些如胃癌、食管癌、肝癌、鼻咽癌等被认为与遗传有一定的关系。所以对患有恶性肿瘤的男性或女性，要从优生学的角度来考虑生育问题。首先治疗期间，建议男女患者避孕，若是在妊娠期间发现得了癌症，一般应先进行人工流产或引产以终止妊娠，再进行治疗，因为放化疗对胚胎及生殖细胞具有一定程度的致畸性。放疗和化疗结束后3～5年内，定期复查疾病稳定，无肿瘤复发，可在生育专家指导下考虑生育问题。

320. 得了癌症还能不能上班？

癌症已非"绝症"，癌症患者经积极治疗后，上班工作完全有可能。然而多久上班则需要因人因病而异，因社会、家庭环境条件而异。癌症患者都很希望能早日康复，从工作中获得愉快和欣慰。

癌症患者参与社会活动后，精神上往往会产生更多的信心和力量，注意力也会得到转移，对疾病进一步康复有好处。作为癌症患者的家属，应根据患者的具体情况，协助患者恢复部分或全部家庭和社会工作，切勿过多地包办。

作为患者本人，要树立生活的信心，根据自身的实际情况，先从起居做起，适当参加娱乐活动和体育锻炼，培养生活情趣，逐步恢复病前工作。早期患者，即肿瘤无转移者，经手术治疗后，如不需放化疗，半年后可考虑半日工作或从事较轻松的工作。

若需要进行放化疗，则需治疗结束后半年至1年方可考虑工作。中期患者经手术治疗后，化疗一般仍要6～8个疗程，短至半年，长至2年；放疗则短些，同样需要在治疗结束半年至1年后根据病情，方可考虑从事较轻松的工作。在康复过程中需要根据自身的体力、精神来适当安排工作，最好先从事较轻松的半日工作适应一下，但是在化疗或放疗期间工作是不可以的。

晚期患者一般病情较重，多数人难以再工作了。但目前放疗化疗相结合的综合治疗，癌症取得了较显著的疗效，一些晚期患者不但生存期延长，生存质量亦非常不错。带癌生存的患者需要在医生的严密观察下，可以做一些力所能及的轻松型工作，但每天工作的时间要少于8小时。

癌症患者经治疗后表面上常与普通人无异，但是在一定程度上体内癌细胞还是受生长环境的影响，不可过于操劳，以免癌症复发。癌症患者一般都懂得要避免体力劳动，但往往忽视脑力劳动带来的负面影响。其实脑力劳动所消耗的能量绝不低，特别是一些创造性的脑力工作。因此，建议患者从轻松工作做起，适应1～2年，再逐步增加工作量；癌症患者在工作的同时，也要坚持到医院做好复查工作。

321. 如何保持积极乐观的心态？

即使内心很坚强的人，在面对突如其来的疾病时，都不可避免地出现心理上的波动，无论是在确诊疾病时的怀疑与恐惧，还是在治疗和康复中的困惑与无助，这些都是正常的心理过程。但不良情绪的郁结不散，会严重影响身体的康复。因此，我们需要有意识地进行自我心理调节，来改善内心的痛苦。①适当地进行自我宣泄，患者可以向家人、朋友、医护人员诉说，大家都会理解，帮助共同分担，而不应该将不良情绪埋在心底，自己默默忍受；②患者要坚定战胜疾病的信念，并且不断暗示自己与其他人一样是"健康人"，进行自我鼓励；③通过深呼吸、冥想、听舒缓音乐等方式来放松心情，感受宁静与平和；④在身体允许的情况下，选择自己喜欢的文体娱乐活动，如太极、瑜伽、跳舞、读书、旅游等，适度的锻炼是缓解心情的好方法，往往会收到意想不到的效果；⑤以"过好每一天"的态度来应对疾病，努力让自己活在当下，既不后悔昨日，也不预测明天，坚强、愉悦地过好每一天。积极、乐观、向上的心态，将是战胜病魔最有力的武器！

322. 如何应对失眠？

由于患肿瘤后的心理负担、经济压力、疾病症状、睡眠习惯的改变和治疗的副作用，或住院后环境改变等因素，常导致患者失眠。失眠发生后，又常导致体力、精力消耗，加剧心理痛苦、降低生活质量，影响患者对放化疗的配合度。目前针对治疗失眠往往存在一些误解，患者、家属往往过度关注药物的不良反应，夸大睡眠药物的依赖性，从而对失眠关注不足。针对不同失眠情况，应采取不同的措施。

（1）做好睡觉前的工作。睡觉前的准备应因人而异，对于疼痛的患者给予镇痛药；对于恶心、呕吐患者给予止吐药；对于睡前有特殊嗜好的患者，如服牛奶、喝饮料，应给予满足；有条件者可以做身体按摩。

（2）住院患者很常见的失眠情况是"睡倒了"，就是白天输液时睡觉，晚上睡不着，这种情况下首先要建立健康的睡眠习惯。

（3）一过性失眠[1]（不是一贯失眠）的患者，一旦导致失眠的原因消除，症状即可缓解或消失，这种情况下，不需要给予药物治疗；或者在医生的指导下服用小剂量可快速排泄的安眠药一到两天，就可以解决。

（4）短期失眠的患者，可通过心理治疗，消除紧张因素，改进适应能力；避免白天小睡，不饮用含咖啡因的饮料；睡前散步或饮用适量的温牛奶等对改善睡眠都有帮助；也可以在医生的指导下短期服用安眠药物。

（5）慢性失眠的患者，应咨询相关的专家，通过专门的神经、精神和心理等方面的评估，进而调整解决问题。

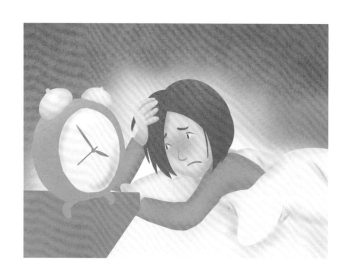

1 一过性失眠：又称临时性失眠，是一种持续一段时间后可自行缓解的睡眠障碍。它不同于"失眠症"，多半是由心理上或精神上的原因引起，一旦消除了引起失眠的原因，就可以恢复至平日的睡眠状态。

323. 患者怎么克服对死亡的恐惧？

癌症是一种慢性病，只是病情较为严重罢了。带癌生存数年、数十年的人不在少数，恢复痊愈的也有。癌症的治愈，除了医生和药物外，更主要的是要靠自身的抵抗力、免疫力和自愈力。如果听到癌症就忧心忡忡，恐惧死亡，反而会影响自身的免疫力，甚至加重病情。如果安然处之，放下心来，保持精神生命和自然生命良性互动，病情反而会减轻，恢复和治愈的可能性会更大。首先自己要有希望，才会有希望痊愈。

退一万步说，人生自古谁无死？一位哲学家说得好："每个人都是不按自己的意愿而生，又违背自己的意愿而死。"生命有始有终，有出生，就有死亡，生命的周期不可逾越，每个人都要走完自己的人生。生命的最后一程怎么走完，往往也是身不由己，不如我们顺其自然，放松下来。有一位患者，她得知自己患了癌症之后，还活跃在大学的讲坛上，她战胜了自己，坦然面对，在课堂上向她的学生告别，发表了一篇"变黯淡为辉煌"的留世之作，人人敬仰。还有一位患者，几次病危，几次住进重症监护室。他的朋友们干脆就在这个时候把挽联和悼词先念给他听了。活着的时候，就看见自己的"盖棺论定"，也是人生一件幸事。而且，生命达到了一种超然的境界，这是生命的一种智慧。是的，生命的最后一程，既然人人不可避免，又为什么要恐惧呢？何不走得平和点儿、潇洒些，有尊严呢？

324. 患者如何尽快回归家庭、回归社会？

在经过一段时间的治疗后，疾病或是治愈，或是进入一个稳定的状态，患者就会面临下一个问题，即如何将"患者"这个角色顺利转变回"爱人""父母""子女""同事"等角色。患者可能会闷在家里怕见人，也怕跟人聊有关疾病的话题，别人太关心会觉得是可怜自己，不关心又会认为别人冷漠。而这种固守自封的状态会让患者越发孤独，甚至还会增加恐惧感，这对康复是大大不利的。患者应该试着去敞开心扉，首先从与伴侣、亲人、朋友倾谈开始，对亲朋好友说出心中的希望与恐惧，这种沟通能够使自己获得理解与支持，帮助回归到家庭爱的怀抱中。接下来，患者应该主动走入社会，参加一些团体活动，如病友俱乐部、兴趣爱好俱乐部等。其中抗癌明星的榜样作用、与病友间的沟通与交流、丰富的文体活动等这些社会支持都会减少孤独与恐惧感。最后，再加上自我心理调节，患者就可以逐步拥有积极向上、乐观的生活态度，回归到正常的生活中去。

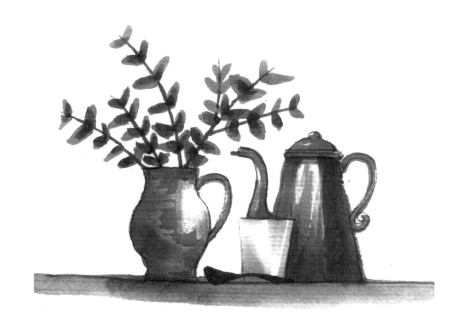

六、预防篇

325. 鼻咽癌可以预防吗？

很多人认为癌症纯粹是源于基因、运气不好或者命运。但是，科学研究告诉我们，癌症其实是基因、环境和生活方式综合作用于人体的结果，预计1/3的癌症可以通过改变生活方式得到预防。虽然医学的进步有助于更好地治疗癌症患者，但是多数患者并不能完全治愈，只能改善生存质量和控制病情，延缓生命，因此控制癌症最有效的方式是预防癌症的发生。鼻咽癌发病原因主要与遗传因素、EB病毒感染、食用含有亚硝胺的食物有关。为预防和早期发现鼻咽癌，我们提出以下建议。①定期体检：鼻咽癌具有遗传特性，如果家庭直系亲属中有鼻咽癌的发病人群，可定期前往医院配合医生进行随访复查，如果出现疑似癌前病变，及时配合医生进行治疗，可有效防止鼻咽癌的发生。②适量运动：在日常生活中可以通过慢跑、游泳等有氧运动增加自身抵抗力，保持咽喉及鼻腔的卫生，可以对感冒及EB病毒感染达到预防效果，防止鼻咽癌的发病。③保持饮食健康：在日常生活中避免食用熏肉、腊肉、咸菜等含亚硝胺较多的食物，多吃新鲜的蔬菜和水果，对于鼻咽癌的预防也有效果。除以上预防建议，对于鼻腔以及咽喉部位的炎症感染，还应该积极配合医生进行治疗，防止疾病持续进展，也有利于预防鼻咽癌。

326. 怎样尽早发现鼻咽癌？

如果出生成长在鼻咽癌高发区，比如广东省、广西壮族自治区、福建省、湖南省、江西省等高发区，或者有家人得过鼻咽癌或其他肿瘤，或者发现颈部包块，有鼻涕带血、耳闷等症状，应该引起警惕，尽快到医院检查，排除鼻咽癌的可能。也可以进行筛查，因为鼻咽癌患者血清中含有EB病毒VCA/IgA、EA/IgA、EA/IgG和抑制DNA酶活性抗体（EDAb），且抗体效价与病情发展呈正相关。EB病毒筛查在鼻咽癌高发区有助于发现早期鼻咽癌。

基层医生发现的可疑病例，应及时转往上级医院确诊，可减少漏诊及误诊，提高早诊率。

327. 常用的早期筛查鼻咽癌的方法有哪些？

（1）对鼻咽癌可疑患者首先询问其病史及肿瘤家族史，注意有无鼻咽癌的高危因素[1]。

（2）间接鼻咽镜检查，其操作较简单、快捷、经济。

（3）颈部淋巴结触诊[2]，鼻咽癌的颈淋巴结转移率很高，初诊时约70%的患者有颈部淋巴结肿大的症状，且出现较早，可发生在耳鼻症状出现之前。

（4）纤维鼻咽镜检查。

（5）影像学检查，如CT及MRI检查，尤其是MRI检查，对判断鼻咽肿瘤的侵犯范围非常有用。但此项检查目前尚不能作为筛查手段。

（6）鼻咽活体组织检查，在鼻咽镜发现鼻咽有可疑病灶或肿瘤后，应做鼻咽活检；对于颈部淋巴结肿大而怀疑鼻咽癌时，可在鼻咽肿瘤高发部位进行活检，以获得病理诊断。

1　高危因素：指患某种疾病危险性高的因素，该因素与疾病的发生有一定的因果关系，当消除该因素时，疾病的发生机率也随之下降。
2　触诊：医生用手指或触觉为患者进行体格检查的方法。

328. 什么情况下提示可能患鼻咽癌了？

出现下列临床症状的患者，提示可能患鼻咽癌：①间断或持续性的鼻塞、涕血或回吸性涕血；②耳鸣、听力减退；③头痛；④面部麻木或复视；⑤颈部淋巴结肿大等。对于鼻咽癌家族成员患鼻咽癌的危险性较正常人群显著增高，尤其是一级亲属的危险性很高。临床上，具有上述症状的患者往往可能已是比较晚期的鼻咽癌了。

329. 为了早期发现鼻咽癌需要进行人群筛查吗？

早期鼻咽癌患者5年生存率可超过90%，而晚期鼻咽癌患者5年生存率仅60%～70%。目前我国鼻咽癌高发区推荐对30～69岁居民通过头部检查、EBV病毒DNA、EB病毒壳抗原抗体和EB病毒核抗原抗体检测进行初筛，在发现异常后结合纤维鼻咽镜进行进一步检查，最后使用病理检查手段确定最终诊断。

六、预防篇

七、鼻咽癌知识篇

330. 鼻咽在哪里？

鼻咽位于整个头部的中央，大约相当于鼻尖水平，从鼻尖往耳朵眼连条线，从鼻尖往后6～8厘米，耳朵眼的前方的头部中央，是一个空腔结构，其上下径及左右径各3～4厘米，前后径2～3厘米。鼻咽前面与鼻腔相通，下面与口腔相通，有时吃饭、喝水不小心呛着了，就会从鼻孔出来，呛出来的水或食物需要通过鼻咽腔。鼻咽周围分布着非常重要的器官，它的前上方是眼睛，顶上方是颅底骨，在颅底骨上还有些孔道与大脑相通。在鼻咽的后方很近的地方是脑干和脊髓，脑干和脊髓是人体非常重要的结构，主宰着大脑和身体其他各部位的功能，生命中枢也位于这个结构内，因此放疗时需要特别保护这些结构。

331. 鼻咽癌是怎么生长的？

鼻咽癌可从鼻咽腔的黏膜向前、后、上、下、左、右侵犯，破坏鼻咽周围的组织和结构。鼻咽癌向前侵犯可堵塞鼻孔，导致鼻塞、回吸性涕血等；向两侧侵犯，早期压迫咽鼓管可导致耳鸣、听力下降，晚期破坏范围扩大后，可导致张口困难；向上侵犯可破坏颅底骨或侵入颅内，压迫并破坏相关结构，导致头痛、面部麻木感、视物模糊或视力减退，甚至复视、眼球固定等症状；向后生长可侵犯椎体等；向下可侵犯口咽部，出现相关症状如头痛、颈部疼痛、声音嘶哑、吞咽困难及伸舌歪斜等。

332. 鼻咽癌最容易发生在鼻咽的什么部位？

鼻咽癌最常发生在鼻咽腔两侧的咽隐窝上部，此处紧邻颅底通往大脑的孔道，称为破裂孔，距离大脑组织约1厘米，仅通过一层较疏松的组织与颅内相隔。因此，肿瘤极易由此孔道向上侵入颅内，继而累及脑神经，出现看东西时重影等症状。

333. 鼻咽癌最常见的淋巴结转移部位在哪里？

鼻咽癌最常见的转移部位是一侧或双侧颈部淋巴结。由于鼻咽部的淋巴管网丰富、粗大、左右交叉，鼻咽癌的淋巴结转移主要有两条路径：一条是沿着颈部大血管自上而下转移；另一条医学称之为副神经链，比颈部大血管位置更靠颈部的后方。因此，鼻咽癌淋巴结转移部位较多、范围较广。鼻咽癌淋巴结转移通常遵循自上而下的规律，因而通常先在上颈部转移，上颈部没有淋巴结转移而仅在下颈部转移的概率比较小。

334. 鼻咽癌的颈部淋巴结转移率有多少？

临床鼻咽癌患者就诊时以颈部包块为主诉的达40%～50%，诊断时检查发现颈部淋巴结转移率达80%以上。

335. 鼻咽癌的转移途径有哪些？

鼻咽癌除了有淋巴结转移外，还可有血行转移途径，即鼻咽癌的癌细胞进入血管后随血液转移到远隔部位的组织或器官，并生长成一个或多个肿瘤病灶。鼻咽癌主要转移到骨组织，进而出现骨的局部固定疼痛的症状，甚至出现功能障碍；其次可转移到肺部及肝脏，皮肤及皮下转移、骨髓转移亦可见。初治患者的血行转移发生率为10%～13%。出现上述部位转移的患者，一般提示已是晚期肿瘤，治疗效果差。

八、肿瘤病因
探究篇

336. 吸烟与癌症有什么关系？

吸烟和癌症的关系非常明确。吸烟能增加肺癌、肝癌、口腔癌、胃癌、鼻咽癌、膀胱癌、宫颈癌、乳腺癌、肾癌等多种癌症的发病风险。我国男性吸烟率估计达50.5%，女性达2.1%，然而不吸烟者二手烟暴露率为68.1%；26.4%的男性癌症患者死亡是吸烟导致的，4.9%的女性癌症患者死亡是吸烟导致的。因此，戒烟有助于降低患者及其身边人发生癌症的风险。

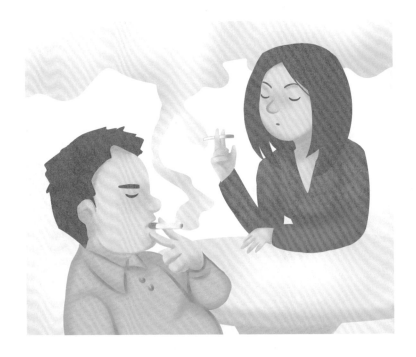

337. 感染会导致癌症吗？

研究证实大约1/5的癌症是由感染引起的，目前已确定与癌症相关的感染因素包括人乳头瘤病毒、乙肝病毒、丙肝病毒、幽门螺杆菌、EB病毒等。其中人乳头瘤病毒与宫颈癌、口咽癌以及肛门生殖道癌症，乙肝病毒和丙肝病毒与肝癌，幽门螺杆菌与胃癌，EB病毒与鼻咽癌存在关系。31.7%死于癌症的男性患者与感染因素有关，25.3%死于癌症的女性患者与感染因素有关。

338. 是否应该相信某些宣传中所讲的抗肿瘤饮食？

常有广告宣传某些特殊食品或"抗肿瘤食品"对身体非常有益。我们不应该依赖这些所谓"抗肿瘤食品"降低癌症发生风险，因为它们无法替代健康的平衡膳食在维持身体健康中发挥的作用。世界卫生组织建议每天至少应该摄入400g水果和蔬菜，利于预防癌症和其他慢性疾病。

339. 鼻咽癌多见于哪些地区？

在世界范围内，鼻咽癌发病具有明显的地区差异，全球80%的鼻咽癌发生在中国，中国南方的华南地区（尤其在广东省及香港特区）发病率最高。在广东地区，世界年龄标化发病率可达20/10万左右。广西壮族自治区的苍梧县、广东省的四会市、江西省的龙南市和湖南省的麻阳县都是发病率和死亡率位列前三的地区；我国北方地区发病率较低，总发病率小于3/10万；其次是东南亚地区、北极地区的因纽特人，非洲北部的一些国家，以及地中海的部分地区；欧洲、美洲、大洋洲及亚洲的一些国家如日本、朝鲜等，其发病率均在1/10万以下。

340. 鼻咽癌的发病年龄有差异吗？有无性别差异？

鼻咽癌几乎任何年龄均可发病。在高发区和低发区内，鼻咽癌的发病高峰年龄分布是不同的，在高发区内发病率一般在30岁以后明显上升，40～59岁年龄段达发病高峰，以后逐渐降低；而在中等发病及低发区内，鼻咽癌的发病高峰年龄段较高发区人群要推迟10年，但在10～19岁年龄段另有一个小的发病高峰。

鼻咽癌的发病有明显的性别差异，男性高于女性，男女之比为（2～4）∶1，有研究显示2019年中国男性与女性鼻咽癌年龄标准化发病率分别为8.55/10万、2.83/10万；但在40岁以前，男女之间发病率无明显差异。

341. 鼻咽癌会遗传吗？

鼻咽癌存在一定的家族聚集现象，但它不是遗传病。在格陵兰岛的土著人中，27%的鼻咽癌患者有肿瘤疾病家族史，大部分为鼻咽癌或唾液腺癌，且肿瘤患者大多集中在一级亲属中。在我国广东省，中山大学肿瘤防治中心总结了1000多例广东籍鼻咽癌患者的病例资料，约20%的病例有癌家族史，其中一半为鼻咽癌，且肿瘤患者大多集中在一级亲属中，二、三级亲属较少。以上资料说明有鼻咽癌家族史者，其近亲属患鼻咽癌的危险性明显高于无癌家族史者，鼻咽癌存在一定的家族聚集现象。但也并不是有鼻咽癌家族史的亲属或后代一定会患癌症。所以朋友们（尤其有鼻咽癌家族史）不要太过紧张，适当注意即可。

342. 为什么会出现家庭成员中多人患上鼻咽癌？

多个家庭成员出现癌症可能有几方面的原因：①可能仅仅是一个巧合；②可能因为家庭成员生活在相似的环境或有着相似的生活习惯，比如均喜欢抽烟和酗酒；③可能家庭成员的遗传因素所致。但需要注意的是，仅有5%以下的癌症患者是由父方或母方缺陷基因遗传所致，而绝大多数癌症患者的病发与遗传因素无关。缺陷基因仅会增加出现癌症的风险，但并不意味着一定会出现癌症。

九、名家谈肿瘤

增强自我科学抗癌意识

陆士新，著名肿瘤病理生理学专家，研究员，中国科学院院士

癌症已成为我国人群死因的首位，具有发病率高、死亡率高、治疗费用高等特点，因此，人们"谈癌色变"。目前，学术界普遍认为对癌症不要恐惧而要防治，癌症是"可防可治"的。肿瘤防治的关键仍然是要坚持以人为本、自我抗癌，实施预防为主、防治研相结合，大力做到肿瘤防治"三早"，即早期预防、早期诊断和早期治疗；"三早"是癌症"可防可治"的核心和基础。世界卫生组织也强调：三分之一的癌症是可以预防的，三分之一的癌症患者通过早期诊断并得到合适的治疗是可以治愈的；三分之一的癌症患者通过治疗，可以减轻痛苦，延长生命。人群的自我抗癌意识和信念至关重要，因为如无自身防癌意识，接触致癌因素而不自知，一旦患上癌症已成晚期，延误了病情。

控制癌症应当以早期预防为主，我们究竟应该怎样做才能实现"三早"呢？首先，我们要积极增强"科学自我抗癌意识"，注意在生活中远离致癌因素，并积极做到合理营养、适当运动、戒烟限酒、心理平衡等健康生活方式，自我预防癌症发生。近二十几年来，在我国食管癌、肝癌、胃癌等肿瘤高发区所进行的病因学调查研究的基础上，开展了国际上最先进的大规模人群预防研究，现在已取得可喜的成果，树立了癌症"可防"的典型，并增强了我们对癌症可以预防的信心。

癌症的发生发展是多阶段逐渐演变的过程，在癌前病变和早期癌阶段就进行治疗是可以不发生癌症或可以被治愈的。什么是癌前病变呢？癌前病变是指人体组织中某些细胞在人体内外环境中的物理、化学、生物以及慢性炎症等刺激因素长期不停地作用下，细胞形态和分子组成发生有变成癌趋向的病理变化，再经过一段时间后，这种病变的一部分或少部分可能发展演变成癌。但是，癌前病变患者在去除物理、化学、生物以及慢性炎症等刺激因素，或给予化学干预（治疗）癌前病变可以被逆转为正常。癌前病变发展成侵袭性癌的过程一般需要 10 年左右。如在林县我们发现食管上皮重度增生的人，经增生平治疗可以逆转为正常，成功阻断了重度增生上皮演变成癌。因此，预防及治疗癌前病变，对预防肿瘤有着积极意义。

　　癌前病变和器官组织的炎症与不典型增生密切相关，炎症往往伴随细胞重度增生（不典型增生，原位癌），我们已知的一些病变如食管上皮重度增生、胃的疲痕性溃疡、萎缩性胃炎、胃息肉、慢性支气管炎、肝细胞不典型增生、宫颈糜烂或息肉、乳房囊性腺病、乳腺导管内乳头状瘤、溃疡性结肠炎、结肠腺瘤及结肠息肉、膀胱黏膜上皮增生及化生、鼻咽部柱状上皮及不典型化生等都可视为癌前病变，上述癌前病变的长期存在与发展就可能转变为癌症。因此，个人应积极治疗器官组织的炎症和严重增生性疾病，这是预防癌症的重要措施。

　　在生活中，我们究竟应该怎样做才能实现肿瘤的早期发现、早期治疗呢？首先，进行自查，要早期发现癌瘤，除医生的检查外，自我检查也是非常重要的。如乳腺癌等往往是自查发现肿块的，所以要经常进行自我检查。除自查外，要重视每年正规体检，体检也是早期发现癌瘤的重要途径。癌瘤早期治疗是非常重要的，它直接影响患者的生存。有研究表明，肿瘤大小与手术后生存率密切相关，肿瘤直径越小相对生存率就越高，肿瘤直径越大相对生存率就越小。一旦发现肿瘤应及早到医院进行规范化治疗。但治疗肿瘤也不是什么治疗手段都用上才好，要防止"过度治疗"。

普及癌症知识是预防癌症的重要手段。在癌症防治工作中，要有更多的有关癌症方面的科学普及读物问世，以利于群众增强"自我科学抗癌"意识，来改变癌症不可预防和无法治疗的观点，并积极行动起来，做到"三早"，控制和预防癌症。

六十年来我国肿瘤防治工作的发展和体会

孙燕，著名肿瘤内科学专家，主任医师，中国工程院院士

一、我国临床肿瘤学的发展

回顾半个多世纪我国临床肿瘤学的发展，我们大致可以分为三个阶段。

1. 中华人民共和国成立初期，百废待兴，直到10年以后我国才开始重视肿瘤问题，并启动了比较全面的规划、建设和研究。我有幸在1959年调入肿瘤医院（当时称日坛医院），正好参加我国几位临床肿瘤学元老吴桓兴教授（时任中国医学科学院肿瘤医院院长）、金显宅教授（时任中国医学科学院肿瘤医院顾问）和李冰教授（时任中国医学科学院肿瘤医院党委书记兼副院长）的领导下、对我国临床肿瘤学的发展进行的讨论，并制定了以多学科综合治疗为模式的发展方向。随之，就临床肿瘤学发展达成4项共识，即：预防为主、中西医结合、基础研究与临床研究结合及综合治疗。直到今天，综合应用现有手段诊断、防治肿瘤已经深入人心，为国内外学术界所接受，但是这在当时的条件下就能准确把握正确发展方向还是难能可贵和具有远见的。

1972年周恩来总理对肿瘤工作做出了重要指示：肿瘤是多发病、常见病；应当深入调查摸清我国的发病情况，并采取预防措施；结合我国具体情况和实践经验编写我国自己的参考书；大力开展高发区研究，等等；明确了我国肿瘤学前进的方向，也成为我们在那个年代开展工作的重要指导原则。

2．改革开放以后，我国临床肿瘤学事业得到了飞速发展，各省市都建立了肿瘤医院，很多综合医院也成立了肿瘤科，研究工作也得到发展。自1985年开始，我们在卫生部领导下举办全国内科治疗培训班；1995年开始举办抗肿瘤药物GCP培训班，被誉为临床肿瘤学的"黄埔军校"。

1997年中国临床肿瘤学会（CSCO）成立，以"团结、务实、协作、创新"为宗旨，发展迅速，与全球同等学会美国ASCO、欧洲ESMO、亚洲ACOS等均建立了互相承认会员资格的姊妹学会关系，目前会员48 000，团体会员300多，成为全球仅次于ASCO的第二大专业学会。为我国临床肿瘤学和抗肿瘤新药临床研究的发展储备了大批人才。

3．进入新世纪，我国肿瘤学发展迅速，中国的癌症正在从发展中国家常见的类型转变成发达国家常见的类型。

2023年有两个国际和全国的重要数据均证明这一论证：

（1）世界卫生组织国际癌症研究机构（IARC）发布的2020年全球最新癌症负担数据，中国已经成为了名副其实的癌症大国。

2020年全球新发癌症病例1929万例，其中中国新发癌症457万人，占全球23.7%。2020年全球癌症死亡病例996万例，其中中国癌症死亡人数300万，约占癌症死亡总人数的30%，主要由于中国癌症患病人数多，癌症死亡人数逐年上升。

（2）我国国家癌症中心发布了最新一期的全国癌症统计数据。全国肿瘤登记中心负责全国肿瘤登记数据收集、质量控制、汇总、分析及发布工作。新发病例406.4万，其中男性高于女性；峰值方面，男女癌症新发病例峰值均在60～79岁。地域方面，总体城市高于农村，肺癌、乳腺癌、结直肠癌、前列腺癌城市高于农村，胃癌、肝癌、宫颈癌、食管癌农村高于城市。

总死亡人数241.4万，男性高于女性，总体农村高于城市。肺癌、结直肠癌、乳腺癌、前列腺癌城市高于农村，肝癌、胃癌、食管癌、宫颈癌农村高于城市。

我国整体癌症粗发病率仍持续上升，反映我国癌症实际负担沉重；我国癌症粗死亡率仍然呈现上升趋势，但调整人口年龄结构后，标化死亡率呈现下降趋势，反映近年来我国癌症综合防控取得初步成效；我国传统高发而预后较差的食管癌、胃癌、肝癌等肿瘤死亡率逐年降低，但宫颈癌死亡率仍呈上升趋势。

在过去的10余年里，我国恶性肿瘤的5年相对生存率约为40.5%，与10年前相比，我国恶性肿瘤生存率总体提高约10个百分点，但是与发达国家还有很大差距，其主要原因是我国癌谱和发达国家癌谱存在差异，我国预后较差的消化系统肿瘤如肝癌、胃癌和食管癌等高发，而欧美发达国家则是以甲状腺癌、乳腺癌和前列腺癌等预后较好的肿瘤高发。但必须看到即使如此，中国预后较好的肿瘤如乳腺癌（82.0%）、甲状腺癌（84.3%）和前列腺癌（66.4%）的5年生存率仍与美国等发达国家存在差距（90.9%、98%和99.5%）。出现这种差距的主要原因是临床就诊早期病例少、早诊率低以及晚期病例临床诊治不规范。因此，我国应在扩大相关肿瘤的筛查及早诊早治覆盖面，治疗癌前病变和推广《常见肿瘤诊疗规范》提高我国恶性肿瘤治愈率。

目前，我国癌症发病方面呈现发达国家和发展中国家癌谱并存的特点，城乡差异较大，地区分布不均衡，控制癌症的负担仍然较重。

对于大家最关心的两个问题，我的估计是：①未来10年我国癌谱将继续由发展中国家类型向发达国家癌谱过渡。②根据我国目前防治工作的发展，未来10年我国癌症病人生存率将有可能每年提高1%左右。癌症的5年生存率需要观察5年，而且还要统计5年无病生存才是治愈率。

这些可为我们评估构筑"健康中国2030"后，预期癌症死亡率提供参考。

二、我国临床肿瘤学的进展和成绩

改革开放以来，由于政府的重视，同道们的共同努力，我国临床肿瘤学取得了一定成绩。我国肿瘤防治工作正在从发展中国家进入发达国家水平，有些领域已经位于世界前列。当然，由于我国基础研究相较欧美国家发展较晚，还存在一定差距。

1. 目前全国除了西藏以外，各省、自治区和直辖市都有了一定规模的肿瘤防治机构；沿海发达地区和县市也都有了肿瘤专科医院。改革开放以后先后成立的3个群众性专科学术组织：中国抗癌协会（CACA）、中国癌症基金会（CCF）和中国临床肿瘤学会（CSCO）在组织结构、学科发展、高发区研究、人才培养和国际间合作等方面都发挥了突出的贡献。

2. 我国对肿瘤高发区的研究一直是国际关注的项目，尤其在食管癌、鼻咽癌、原发性肝癌和子宫颈癌方面达到国际领先水平。

3. 中西医结合治疗急性粒细胞白血病、淋巴瘤、滋养叶上皮癌和睾丸肿瘤等已经取得国际先进的成果。维甲酸－三氧化二砷联合方案已经成为全球治疗急性粒细胞白血病的首选。

中西医结合防治肿瘤和以人为本的多学科综合治疗已经成为我国临床肿瘤学发展的显著特点。

4. 新抗肿瘤药物的开发成绩显著。近20年来，改革开放以后出国学习有成的专家陆续回国创业。他们起点高，而我们又培养了大批能够承担转化医学研究的临床专家，于是我国抗肿瘤新药的研制进入快车道。2015年7月22日国务院发布《关于开展药物临床试验数据自查核查工作的公告》，在毕井泉局长领导下进行了重大改革；增加了编制，药品审批提速，确定了影响深远的问题就是"以临床效益为中心"的审评思路。2017年我国正式加入人用药品注册技术国际协调会议（ICH）。

制度变革进一步激发创新。近十年来，中国批准上市的新药数量占到全球16%，中国临床试验项目数量已经占到全球1/3，仅次于美国。生物医药创新已经成为中国进入创新型国家的重要标志，成为中国经济高质量发展的重要领域。历经多年加速发展，中国也已成为全球第二大药品消费市场和第一大原料药出口国。2022年，中国药品市场规模在全球占比为15.3%，仅次于美国，已超过日本和德国等发达国家。

近两年我国抗肿瘤新药的研究有了一定突破，陆续进入国际市场。眼下已有7款国产新药（包括创新药和改良型新药）成功通过美国FDA进入国际市场。

生物医药创新已经成为中国进入创新型国家的重要标志，成为中国经济高质量发展的重要领域，正在实现我们进入创新大国的梦想。

三、预防

2006年WHO将癌症定位为"可控慢性疾病"。根据AACR的统计，美国40%的癌症病例可归因于可预防的原因，这些因素包括如下内容。

·减少烟草使用：不吸烟是人们预防癌症发展的有效方法之一，除肺癌外，吸烟还与17种其他癌症类型相关。据统计，近20%的癌症病例和30%的癌症相关死亡是由烟草制品引起的，吸烟者的平均寿命比从不吸烟者低10年。

·保持健康的体重、健康的饮食和合理锻炼身体：在美国成年人中，近20%的新癌症病例和16%的癌症死亡病例可归因于超重、不良饮食、缺乏运动和饮酒。成年后体重超重或肥胖会增加人们患15种癌症的风险，而体育锻炼可以降低9种癌症的风险。因此，保持健康的体重、锻炼身体和均衡饮食是降低癌症风险的有效方法。

·降低患糖尿病的风险：据统计，糖尿病影响着美国11.3%的人口（约3730万人）。有证据表明，患有1型糖尿病或2型糖尿病会增加患肝癌、胰腺癌、子宫内膜癌、结直肠癌、乳腺癌和膀胱癌的风险。

·限制饮酒：饮酒与200多种疾病有关，且会增加6种不同类型癌症的风险，包括头颈癌、食管癌、乳腺癌、结直肠癌、肝癌和胃癌。另外，即使是少量饮酒也可能增加患癌风险。因此，限制饮酒或不饮酒对于减少癌症发病和死亡风险十分重要。

·保护皮肤免受紫外线辐射：暴露于紫外线可导致皮肤癌的发生，包括基底细胞癌、鳞状细胞癌和黑色素瘤。据统计，95%的皮肤黑色素瘤和6%的癌症都是由紫外线辐射引起的。

·预防和消除致癌病原体的感染：致癌病原体（细菌、病毒和寄生虫）会增加人患多种癌症的风险。在全球范围内，2018年确诊的癌症病例中，约13%可归因于病原体感染，其中90%以上可归因于四种病原体：人乳头瘤病毒（HPV）、乙型肝炎（HBV）、丙型肝炎（HCV）和幽门螺杆菌。因此，可以通过保护自己免受感染或积极治疗来消除感染，从而显著降低癌症风险。

四、我的体会

总结从事临床肿瘤学工作60多年的体会：①癌症是一大类慢性疾病，病因复杂，与环境、遗传、生活习惯、内分泌水平、多种感染和衰老相关。绝不是我们当初想象的用一种"万能钥匙"打开就能控制的疾病。②分子生物学和现代免疫学的发展，使我们比较深入地了解癌症发生发展的过程和机制，无疑是我们进一步解决癌症的途径。找到这些基因的变异并加以解决可能控制多数常见癌症。③中西医结合增强内因应当是我们防治肿瘤的重要途径。④全球的合作应当是人类共同制服肿瘤的主流。

不但如此，我深切体会在临床治疗过程中，调动患者正确对待癌症的重要性，除了要治病，还要治"心"，这也是值得许多肿瘤医生学习的课题。

首先，在肿瘤初期。患者往往都处于比较崩溃的情绪状态下，无法接受癌症为何找上自己，情绪非常低落，甚至产生轻生的念头。所以，此时医生应当给予鼓励，告知患者癌症并不是不治之症，只要积极配合治疗，是可能治愈的，让患者尽快调整心态，面对现实，积极应对，帮他们渡过这一难关。

然后，到了开展治疗时期。这一阶段很关键，对于癌症来说，目前最新、最好的诊疗选择就是规范治疗，包括手术、化疗、放疗、免疫治疗等各种治疗。此时患者千万别病急乱投医，寻找一些偏方或者不可靠的小门诊，最终钱人两空。

最后，我们正在倡导全过程管理。在治疗结束后。协助患者树立痊愈的信心，不要总去想癌症会复发，这样并没有意义。此时，医生要教会他们设计好的生活饮食习惯和适当的锻炼，尽一切努力提高身体素质，从而预防癌症复发。

这样，制服肿瘤的前景应当是乐观的，但这无疑需要几代人艰辛的努力。

少吃多动　预防肿瘤

程书钧，著名实验肿瘤、肿瘤化学和遗传毒理学专家，研究员，中国工程院院士

科学研究表明，终身维持健康的体重是预防肿瘤最有效的措施之一。超标体重和过于肥胖，会促进某些肿瘤发生，包括食管癌、胰腺癌、结直肠癌、肾癌、子宫内膜癌和绝经后的乳腺癌。肥胖是这些肿瘤发生的非常重要的促进因素。肥胖和体重超标还会增加许多慢性病（如高血压、脑卒中、冠心病和2型糖尿病）发生的概率。肥胖会影响许多激素和生长因子的水平，肥胖人群胰岛素样生长因子1、胰岛素和瘦素水平均升高，性激素在肥胖相关肿瘤中也起重要作用，因为脂肪组织是性激素合成的重要场所，性激素水平过高可使子宫内膜癌和绝经后的乳腺癌发病率增高。肥胖者常伴有轻度炎症状态，脂肪细胞

会产生一些促炎性因子，而慢性炎症会促进肿瘤发生。因此避免肥胖在肿瘤预防中占有重要地位。

如何避免肥胖？关键在少吃多动。美国有个诺贝尔生理学或医学奖获得者Brenner讲过一段有趣的事，他说，人在古代的时候，因为生活环境很艰苦，吃的东西很不够，主要靠打猎为生，所以他老是到处要找吃的。多少年、多少代传下来的人就是那些有很强吃的欲望的人，他们下丘脑逐渐形成老想吃的兴奋灶，这就是我们现代人为什么老想吃的原因。可是到了今天，诸位吃东西用不着像古代那样去找了，古代是找到什么就吃什么，现在你家里伸手就拿得到东西吃，可是我们大脑的兴奋灶还在那里，还叫我们吃、吃、吃，其实你肚子一点都不饿，只是为了满足这个兴奋灶，你就老要吃，没有事的时候要吃，看电视也要吃，造成你营养过剩。储存过多的营养的最佳方式就是把它转化成脂肪（而不是蛋白质和碳水化合物），这种储存的能量可以很好去应对饥饿，这在古代艰苦的条件下是十分必要的，因此，过度营养转成脂肪而导致肥胖也是进化选择的结果。

导致超重的原因除吃得过多外，另一个原因就是体力活动太少。因此，合理必要的体力活动是极其重要的。研究表明，合理的体育活动，对预防和降低结直肠癌、乳腺癌、子宫内膜癌、胰腺癌、肾癌等都有良好作用。少吃多动，保持健康的体重和避免肥胖能预防和降低包括肿瘤在内许多慢性代谢疾病的发生，这是有深刻的科学道理的，是迄今科学上证明了的最有效的办法。人们生来就有点爱吃不爱动，我们懂得上述的科学道理后，就需反其道而行之。为了你的健康，预防肿瘤，少吃多动。

对癌症治疗的一点看法

殷蔚伯，著名肿瘤放射学专家，主任医师，中国医学科学院肿瘤医院放射科首席专家

一、癌症不再是不治之症

20世纪初肿瘤患者的5年生存率只有5%，身患恶性肿瘤几乎就等于死亡，因此人们谈癌色变。为此，人类开始致力于攻克肿瘤的研究，由于诊断及治疗技术的改进与发展，癌症患者的5年生存率在不断地提高，20世纪30年代为15%，60年代为30%。近半个世纪以来，随着CT、MRI、PET-CT等各种诊断设备与技术的应用与提高，促进了对肿瘤的早诊、早治；同时在治疗方面，无论是手术、放射治疗还是药物治疗都有了飞速的发展，至20世纪90年代肿瘤患者的5年生存率提高到45%。2012年美国癌症协会发表统计报告显示，1975—1995年间在美国确诊的癌症患者治疗后5年生存率为49%，而到2001—2007年提高至67%。由于绝大多数肿瘤复发与转移发生在癌症诊治后的5年以内，因此医学上用5年生存率来表示癌症的治疗效果。对肿瘤患者来讲，生存超过5年以后再次出现复发或转移的概率就已经很低了，因此，5年生存率也常常代表着治愈率。现在我国诊治癌症的水平与国外大体相当，我们有理由相信癌症的治疗结果将来会更好，所以说癌症不再是不治之症。

不同部位的癌症治愈率有所差别，一般来说，表浅的癌症较深部脏器的癌症治愈率高，如女性乳腺癌、子宫颈癌、男性前列腺癌等治

愈率高，而肺癌、胰腺癌等的治愈率相对较低。同一种癌症的早期与晚期的治愈率也不一样。早期乳腺癌、子宫颈癌、男性前列腺癌等患者的5年生存率可达90%以上，显著高于晚期患者；即使是预后差的如肺癌、食管癌也同样是早期患者的生存率显著高于晚期。所以我们倡导早期发现、早期诊断、早期治疗。当有异常发现时应尽早去医院检查。现在不少医院开展了防癌普查服务，可定期去检查。

二、癌症不是急诊

著名的肿瘤学家吴恒兴教授不断地告诫我们癌症不是急诊，他的意思是不要一诊断癌症就仓促治疗，而是强调在治疗前应进行必要的检查，制订周密的治疗方案。因为癌症的首程治疗至关重要。首程治疗不当，往往很难补救。他形象地比喻为就像剪裁衣服一样，裁得不好，很难补救。当然，患者被诊断出癌症后必然很着急，但要沉着，进行必要的检查，有时需要多学科的会诊后再进行治疗。精心地战前准备是取得胜利的重要保障。

三、现代的肿瘤放射技术

放射治疗学发展虽然已有100余年的历史，但较医学发展史而言，其历史短，不为人们所熟知。作为一名放射治疗科的医生，我愿意介绍一下现代的放射治疗学。放射治疗主要用于治疗恶性肿瘤，是治疗恶性肿瘤的三大主要手段之一（即手术、放射治疗及药物治疗）。早期放射治疗是通过放射性同位素 ^{60} 钴产生 γ 射线或由直线加速器产生高能X射线和电子线来完成，也叫二维放射治疗技术，照射范围只能产生不同大小的长方形和/或正方形照射野。但肿瘤生长的范围并不规则，放射治疗在杀灭肿瘤的同时，大量的正常组织也受到损害，导致了相应的放疗并发症。同时，为了避免对正常组织及器官产生不能接受的并发症，有时不得不减少照射剂量，致使肿瘤局部控制率下降或照射治疗后肿瘤复发率增加。

由于影像技术及电子计算机的发展，放射治疗从二维走到三维及四维治疗技术，即三维适形放射治疗、调强放射治疗、影像引导下放射治疗及自适应放射治疗等。换句话说，更准确、更精确的照射，能更好地照射肿瘤、同时更少地照射周围正常组织，其结果是提高肿瘤的治愈率，降低对正常组织的副反应。这些新技术的优势在一些肿瘤的治疗方面表现突出，如头颈部癌、前列腺癌，等等。同时，这些新技术带来的是要在治疗前作更多细致的工作，如先行CT（或PET-CT）定位，在CT图像的每一层面上勾画肿瘤及一些正常器官，要用计算机软件即治疗计划系统计算出最合适的方案，因而放射治疗准备的时间相对较常规放射治疗长。近年来，发展的立体定向放射治疗，对一些小的肿瘤能治愈而无显著的副反应，如早期非小细胞肺癌等。但应该指出的是，如同所有的治疗方法一样，放射治疗也有其局限性，它也不能治疗所有癌症，需要结合每种癌症的特点，联合手术、药物治疗等方法综合治疗进一步提高疗效。

面对癌症作战的现代策略

储大同，著名肿瘤内科学专家，主任医师，中国医学科学院肿瘤医院内科首席专家

一、癌症的发生发展规律

在我们每个人的身体里，实际上都存在着不同的突变细胞。一旦

身体的免疫监视功能不能发现、攻击这些突变细胞的时候，它就会由一个变两个，两个变四个，四个变八个，呈指数级增长，在很短的时间内就能变成肿瘤。直径1.5cm的一个球形结节就已含有35亿癌细胞（3.5×10^9）了。这时候就可以被螺旋CT、磁共振扫描、PET-CT等先进的仪器发现了。大家想想35亿癌细胞是个很大的数量！一些患者来就诊时已是癌症晚期，肿瘤细胞的计数远远超过这个数量，甚至能按斤计，肿瘤细胞数长到12次方，人就牺牲了。我们平常治疗肿瘤怎么治？早期可以切除，争取治愈。但当肿瘤细胞数量到11次方时已经转移得到处都是，没有切除的机会了。这时就应该使用有效的全身治疗手段，如化疗、靶向治疗、生物免疫治疗等，把肿瘤细胞的数量杀到10^9数量级以下，再想办法不让它抬头。如果原发肿瘤在肺，我们称之为肺癌，可能转移到肝脏，也可能转移到骨头、转移到脑部。但是这里应该走出一个误区，癌细胞转移到肝脏的时候不能叫肝癌，只能说是肺癌的肝转移，以此类推。转移到全身各处以后，癌细胞总数量达到11次方、12次方时那是非常晚期的，因此，我们特别强调，肿瘤要早期发现，早期治疗。

二、不要谈化疗就色变，你有机会重振免疫力

一旦到了晚期，是否就完全不能治愈，就只能放弃了？当然不是！其实，得了肿瘤，打仗的战略设计非常重要！怎么掌握好治疗手段－肿瘤组织－机体免疫力的三点平衡是一个极其重要的方面。很多人一听化疗都谈虎色变，觉得不能做。实际上我们要分析，肿瘤能够抑制机体免疫功能，肿瘤发展得越严重越抑制免疫功能！反过来，免疫功能提高了也能抑制肿瘤。比如放疗和化疗，既能够攻击肿瘤，对自己的免疫功能也是打击。所以治疗中机体的免疫功能跟治疗手段、肿瘤之间是三点平衡的关系。你不能光看放化疗对身体的伤

害。肿瘤被消灭以后，肿瘤对免疫功能的抑制就自然而然解除了。而放化疗结束后它们对免疫功能的伤害也立即解除。所以我们任何一位患者在治疗时一定要把三点平衡的关系分析好。手术作为重要的治疗手段把肿瘤的大本营切掉，肿瘤细胞的数量急剧下降，对免疫功能的抑制一下子就被解除了。这时候再用放疗、化疗，进一步消灭残存肿瘤，虽然对免疫功能可能造成一定程度的暂时性抑制，但把肿瘤消灭以后，使肿瘤细胞的数量更进一步减少，这样肿瘤对免疫力的抑制更进一步得到解放。细细掂量如果用各种手段把转移灶中癌细胞总数减少到 3.5×10^9 以下，身体是完全有机会恢复免疫功能的！

三、利用高科技时代优势与肿瘤长期和平共处

对癌症作战的现代战争是建立在常规武器和信息网络系统高度协同配合的战略设计之上的。即科学合理地将手术、化疗、放疗与生物靶向治疗、免疫治疗、中医药治疗等有机地结合，达到全歼肿瘤并长期压住肿瘤的发生细胞（干细胞），使其永不抬头。之所以很多人的晚期肿瘤被治愈，就是因为将肿瘤细胞数量消灭到35亿左右后，再通过各种手段压住肿瘤干细胞并将免疫功能恢复到患肿瘤之前的状态。这时候残留肿瘤细胞的数量和机体免疫功能实际上已经达成了一个新的平衡状态。而这种平衡状态，在分子靶向治疗的时代，你如果有能力、有信心去努力，在医生的帮助下是完全可以争取实现的。也就是说，到那时你的机体与肿瘤已经成了长期和平共处的双方，而这种状态经过努力完全可能持续一辈子。

分子靶向治疗是近年来的新生事物。由于科学家们发现了很多癌基因能驱动肿瘤的生长，因此就把它们叫作驱动基因。可喜的是也有很多新药能针对这些基因起到抑制作用，有效率都能在50% ～ 70%，

控制率都能达到80%～95%，均远远超过化疗。目前临床常用的分子靶向药物也已经有十几种。即使没有驱动基因存在的肿瘤，用一些影响微环境的靶向药物把它们的信号传导通路阻断，也能配合放化疗作战而大大提高它们的疗效。

国际上有资料显示有些老人去世时不是因为肿瘤死亡，而是因为糖尿病、心血管疾病等原因。但在做尸检时却发现这些老人中很多人患有乳腺癌、前列腺癌等恶性肿瘤，但他们并不是死于癌症，而是死于其他疾病，这些人体内的癌细胞恰恰处于35亿左右的数量。这说明什么问题呢？说明他们生前有能力长期与这些癌症抗衡，达到一辈子和平共处的目的。在当代高科技发展的分子靶向治疗时代，就更具有做到这点的物质基础了。展望未来，让谈癌色变即将变成历史吧。

防治肿瘤，从改变自己做起

唐平章，著名头颈肿瘤外科专家，主任医师，中国医学科学院肿瘤医院前院长

说起肿瘤，大家心里不免咯噔一下，说是"谈癌色变"恐怕也不为过吧。虽然目前对肿瘤的诊治水平已经有很大提高，总体上一半以上的恶性肿瘤患者能够被治愈，但离彻底攻克它还有很长的路要走。下面结合我个人30余年的临床经验，就肿瘤预防、诊治谈一些自己的看法。

肿瘤有恶性和良性之分，良性肿瘤一般不会对生命造成太大损害，恶性肿瘤也就是我们通常说的癌症。癌症是人体生长到一定时机体细胞发生转化引起的肿瘤，生长不受限制而且容易出现转移，即使治疗后也可能复发。癌症病因复杂，其发生有些协同因素，它们或单独引起或加速癌症的发生。这些因素包括烟酒刺激、电离辐射、不当的生活方式和饮食习惯等。预防癌症的第一步就是减少这些因素的刺激。如吸烟可引起口腔癌、喉癌、肺癌等多个脏器肿瘤，过量饮酒可引起口腔癌、下咽癌、食管癌等，而长期食用腌制食品和食管癌的发生关系密切。特别是大量烟酒刺激，临床上可见有的患者每天喝半斤到一斤酒，吸 1 ～ 2 包烟。下咽和食管黏膜在长期刺激下发生病变导致癌症的多点发生。电离辐射虽然普遍存在于我们生活当中，如医院的 X 线检查、CT、核素扫描、家庭装修中的不合格石材等，我们也基本上不会想到过多接触会对自身造成什么影响，但甲状腺癌、白血病的发生与它的确有明显关系，尤其是对胎儿、儿童影响最大。1986年，苏联切尔诺贝利核事故就是个例证，事故发生后的二十年间，该地区周边儿童的甲状腺癌发生率升高了几十倍。还有不良的饮食习惯，如吃饭太快、经常吃烫的食物、偏食、不爱吃水果等，均会对上消化道黏膜产生不良影响。预防癌症，还要保持健康向上的生活态度，经常锻炼身体，培养乐观的心态。积极乐观的情绪可以调节因压力而分泌的皮质醇和肾上腺素等激素的水平，增强机体免疫力。而有积极乐观心态的人身心更健康，死于心血管疾病的概率更低，肺部功能也更健全。预防癌症，应当定期体检，做到早诊、早治。有些癌症也有一定遗传性和家族性，癌症患者的子女较普通人得癌的概率更大，因此应当定期筛查，发现后尽早处理，治疗效果也会比较理想。

　　如果已诊断明确是癌症，应当如何应对呢，有四点建议提供给大家：

首先，建议初次就诊患者应当在有肿瘤治疗经验的正规医院就诊，切莫病急乱投医。肿瘤的初次治疗十分关键，但由于国内医疗条件地区差异较大，不规范治疗屡见不鲜，患者可能因此而遭受多次治疗的苦痛，疗效一次比一次差。此外，误信游医、偏方、小广告，这些常常含有"包治""不用手术、放化疗""即刻缓解痛苦""祖传秘方"等诱人宣传，经常散布于医院周围，不仅给上当者造成巨大经济损失，更重要的是贻误最佳治疗时机，早期变晚期，能治疗的变成不治之症。目前治疗肿瘤的主要方法包括手术、放疗、化疗、分子靶向治疗等，主要根据患者的个体状况，肿瘤的部位、类型、分期采用不同的治疗方法。如早期喉癌可采用单纯手术、单纯放疗或激光治疗的方法，而晚期喉癌应用手术和放疗相结合的综合治疗；绝大部分甲状腺癌可单纯手术治疗，无需放化疗，如病变侵犯广泛时可在甲状腺全切除后行 ^{131}I核素治疗。不同肿瘤均有一定的诊治规范，我院的综合查房制度更加保证这些患者得到个体化、科学、合理和有效的治疗方案。综合查房制度是我院针对复杂、疑难或需要多学科共同讨论的病例，召集包括外科、放疗科、肿瘤内科、诊断科、病理科医师一起研讨确定治疗方案的查房制度，特别是针对像下咽癌、乳腺癌、肺癌等这些需要多学科综合治疗的病种，在查房过程中确定患者的肿瘤范围、手术切除范围、功能重建方法、放化疗时机，等等，使得患者在开始治疗前就确定了完整的治疗方案。

其次，肿瘤患者治疗时应做好家庭内部计划，安排好人员和经济保障。治疗肿瘤时间短则一两周，长则数年，通常为 1～2 个月。治疗时应安排好家人进行照顾和护理，家人的陪伴和呵护也是对身心遭受癌症折磨患者的一种安慰。虽然说现在来看病不至于砸锅卖铁、出卖房子家当，全民医保也覆盖了中国90%以上的人口，但治疗肿瘤的费用在几千至数百万不等，诊断措施有廉、有贵，一些化疗药物每个疗程都在几万以上，对一个普通家庭也是一笔不小的花销，因癌致贫常有发生，所以应当根据患者家庭经济状况量力而行，不要影响家庭其他成员的基本生活保障，医生们也会根据患者家庭的实际情况制订相对合理的诊治方案。

再次，肿瘤患者治疗后应坚持定期复查，肿瘤治疗失败50%以上是因为复发引起，而复发多在治疗后的5年之内，部分复发患者还可通过治疗达到根治效果，因此建议治疗后1～2年内每3个月复查1次，2～5年内每半年复查1次，5年以上的患者每年复查1次，坚持严格的复查制度是提高治疗效果的另一保证。

最后，对于某些特定肿瘤，肿瘤患者应习惯和学会与瘤共存，调整心态，提高生活质量。临床表现最突出的是结节性甲状腺肿（良性），目前甲状腺肿瘤的发病率全世界都在升高，特别是结节性甲状腺肿，由于其生长缓慢，可以几年甚至几十年缓慢生长，对患者的生活及工作影响不大，而手术治疗又不易彻底切除，还存在复发可能，因此临床目前均建议观察，不必要手术。患者应该调整心态，做到和肿瘤"和平共处"。另外，还有一些特殊类型的肿瘤，如腺样囊性癌，容易出现远处转移，也是生长缓慢，对放化疗并不敏感，临床上尚没有行之有效的治疗措施，但肿瘤的发展非常缓慢，这段时间非常长，因此患者应当学会坦然面对，提高这段生活质量，千万不要自己吓唬自己。

总之，肿瘤的防治都必须从改变自己做起，谚语说"自助者，天助之"也就是这个意思，不仅要保持乐观向上的心态，健康良好的生活方式，尽量节制烟酒等不良刺激，更要在患病后保持清醒的头脑，做好长期抗癌的准备，在正规的医院制订科学合理的治疗方案，并定期随访。相信这些措施一定能达到目前最好的治疗效果！

勇气创造奇迹　科学铸造明天

赵平，著名腹部肿瘤外科专家，主任医师，全国政协委员，中国医学科学院肿瘤医院前院长

刘先生是一位优秀的教师，他培养的学生可谓桃李满天下。然而，这位受人爱戴的人却突遭横祸，使他陷入苦难之中。某年过生日，一杯酒下肚，刘先生感到胃部灼痛。他的一个学生安排他去一家医院做检查，这位学生是这家医院的院长，为老师跑前跑后。做胃镜时发现老师的胃窦部有溃疡，活检病理证实是腺癌。尽管她没有告诉老师真相，刘先生还是从那张苦笑的脸上发现了破绽。刘先生偷偷从病例中看到那些可怕的字眼，犹如晴天霹雳，晕倒在医院。他不能相信自己得了癌症，他一生没有做过坏事，也没有休过一天病假，怎么会"突然得了癌症？"一定是医院搞错了。他又去了几家医院，医生们都说第一家医院的诊断是准确的。刘先生顿时觉得世界马上陷入黑暗与恐怖之中。尽管家人苦苦相求、相劝，朋友送来的补品堆满房间，刘先生还是惶惶不可终日，茶饭难进。他有时觉得如果不吃饭也许会饿死肿瘤，他整天抱着肿瘤书籍苦苦探寻，祈望找到治疗癌症的绝招。然而，他却始终没有听从医生的劝导去做手术治疗。表姐告诉他，"癌症一做手术就会扩散全身。你姐夫要是不做手术也不会死的

那么快！"肿瘤医院门口有不少"热情的人"推荐治疗癌症的祖传秘方，他们许诺包管治好刘先生的病，还向他出示已经治愈癌症患者的心得体会。刘先生彻底迷茫了，在困惑中花掉几万块钱也没有觉得见效。有个得甲状腺癌的同学已经活了5年，在他的劝导下，刘先生去青海的一个寺庙求助保佑，据说不少癌症患者喝了那里的"圣水"后癌症消失了。折腾了几个月，有一天刘先生发现大便呈柏油状，同时他感到心慌、气短，家人看他面色苍白，出冷汗，把他送进医院，送进手术室。手术中发现胃癌已经扩散，并转移到肝脏。最佳的治疗时机不幸被错过了。

导医的忠告：癌症的发病率受社会发展的影响在继续上升，尤其是人口老龄化和工业化进程导致癌症的新发人数与年俱增。当我们不幸患了癌症，重要的是不能被吓倒。癌症是可以治愈的，世界卫生组织提出40%的癌症通过早诊、早治可以治愈，可以长时间生存。因此，癌症不等同于死亡。刘先生如果得知患高血压、糖尿病，他不会面临天崩地裂的恐惧，更不会丧失理智乱投医。然而值得注意的是，现在癌症已经正式被列入慢性非传染性疾病的系列，说明许多人认为得了不治之症，被死亡的阴魂吓破了胆。美国发现在尸检时许多人患有癌症，生前没有症状或没有被诊断，说明即使身体内有肿瘤，与瘤共存也不是天方夜谭。癌症是恶魔，但是与其被吓死，不如抗争求活。最近几十年，恶性肿瘤的诊治有跨越式进步，放射治疗设备的进步使恶性肿瘤的放射更加精确和有效；放射治疗的治愈率不断提高。肿瘤内科治疗也努力规避化疗对于全身的副作用；靶向治疗的效果不断创造出惊人的奇迹。外科手术仍是肿瘤治疗的首选方案，外科对器官的人文保护使许多患者减少残疾和心理伤害。多学科的综合治疗使治疗的方案更加合理、更加有效。作为肿瘤专科医生，我们可以说许

九、名家谈肿瘤

多肿瘤已经能够治愈。虽然，对于刚刚发现肿瘤的患者，医生常常按家属的意愿用善意的"谎言"掩饰病情真相；但是并不等于医生失去治愈的信心；我们的经验不仅可以让许多患者得到长期的生存，而且我们已经关注到肿瘤患者的生活质量。保留乳房的乳腺癌手术、保留肛门的直肠癌手术都已经在临床广泛应用。微创治疗也大大减少患者的创伤而达到治疗的效果。北京的抗癌乐园有上万名会员都是癌症患者，他们不仅一起抗争癌症，而且他们还组织文艺活动、体育锻炼改善身体机能，调节心理状态，使越来越多的肿瘤患者赢得生存，也享受了生存的质量。抗癌是一场没有硝烟的战争，争取活下去，能够赢取第二次生命的人就是英雄。勇气创造奇迹，科学铸造明天。